Kyra Kauffmann | Sascha Kauffmann

NATÜRLICH HIGH

Bibliografische Information der Deutschen Nationalbibliothek
Die Deutsche Nationalbibliothek verzeichnet diese Publikation in der Deutschen Nationalbibliografie. Detaillierte bibliografische Daten sind im Internet über https://dnb.de abrufbar.

Für Fragen und Anregungen
info@m-vg.de

Wichtige Hinweise
Dieses Buch ist für Lernzwecke gedacht. Es stellt keinen Ersatz für eine individuelle medizinische Beratung dar und sollte auch nicht als solcher benutzt werden. Wenn Sie medizinischen Rat einholen wollen, konsultieren Sie bitte einen qualifizierten Arzt. Der Verlag und die Autoren haften für keine nachteiligen Auswirkungen, die in einem direkten oder indirekten Zusammenhang mit den Informationen stehen, die in diesem Buch enthalten sind.

Ausschließlich zum Zweck der besseren Lesbarkeit wurde auf eine genderspezifische Schreibweise sowie eine Mehrfachbezeichnung verzichtet. Alle personenbezogenen Bezeichnungen sind somit geschlechtsneutral zu verstehen.

Originalausgabe
7. Auflage 2026

Türkenstraße 89
80799 München
Tel.: 089 651285-0

Produktion: Schmieder Media GmbH
Umschlaggestaltung: Manuela Amode
Umschlagabbildung: shutterstock/Vandathai
Abbildungen: Jod-Lebensmittelpyramide S. 68 aus: Jod – *Das Standardwerk zum vergessenen Heilmittel*, systemed Verlag
Satz: kw-unlimitedmedia; Andreas Linnemann, Oberhaching
Druck: GGP Media GmbH, Pößneck
Printed in Germany

ISBN Print 978-3-95814-112-4
ISBN E-Book (EPUB, Mobi) 978-3-7453-0950-8

Kyra Kauffmann | Sascha Kauffmann

NATÜRLICH HIGH

Die körpereigenen Glückshormone aktivieren und Antriebslosigkeit, Depressionen und Ängsten vorbeugen

systemed

INHALT

»Wir alle können lernen, wieder glücklich zu sein – manchmal benötigen wir lediglich ein wenig Unterstützung.«

Frei nach dem Film Trolls

WIE DIESES BUCH DIR HELFEN KANN

Liebe Leserin, lieber Leser,

leidest du schon länger an einer Angststörung, an Depressionen, an Zwängen, an innerer Unruhe oder an einer anderen psychischen Erkrankung? Hast du bereits zahlreiche mehr oder minder erfolglose Behandlungen hinter dir?

Wenn deine bisherigen Versuche, gesund zu werden, gescheitert sind, bietet dir dieser Ratgeber echte Hilfe zur Selbsthilfe.

Du erfährst in diesem Buch ...

- die gemeinsame Ursache der meisten psychischen Erkrankungen.
- was der Natürlich-high-Zustand ist.
- welche Glückshormone für dein Wohlbefinden verantwortlich sind.
- welcher Glückshormonmangeltyp du bist.
- was du unbedingt essen solltest, um wieder glücklich zu werden.
- was dein Darm mit deiner Stimmung zu tun hat.
- welche natürlichen psychoaktiven Substanzen du nutzen kannst, um deine Glückshormone zu unterstützen.

Wir versichern dir: Alle Methoden in diesem Buch beruhen nicht nur auf wissenschaftlichen Erkenntnissen, sondern haben sich auch in unserer Praxis seit vielen Jahren bewährt.

Wir möchten, dass du wieder in den Natürlich-high-Zustand zurückfindest und Ängste, Zwänge, Depression und Antriebslosigkeit nicht mehr dein Leben bestimmen.

Viel Freude beim Lesen und viel Erfolg bei der Umsetzung wünschen dir

Kyra und Sascha Kauffmann

KAPITEL 1

VOLKSLEIDEN GLÜCKSHORMONMANGEL

Depressionen, Angst- und Panikstörungen, aber auch Diagnosen wie ADHS/ADS und andere psychische Leiden nehmen seit einigen Jahren massiv zu. Es herrscht Konsens darüber, dass gestörte biochemische Prozesse der Nervenzellen eine entscheidende Rolle bei der Entstehung dieser Erkrankungen spielen. Die Therapie beschränkt sich in vielen Fällen auf die Verabreichung von Psychopharmaka, die in die Biochemie des Gehirns eingreifen und so Emotionen verändern können. Es gibt aber auch einen anderen Weg, der die gestörte Biochemie des zentralen Nervensystems wieder in Ordnung bringen kann – ohne Nebenwirkungen und nachhaltig.

KÜNSTLICH HIGH – EIN PROBLEM UNSERER ZEIT

Noch nie sind hierzulande so viele Menschen wegen psychischer Erkrankungen arbeitsunfähig geworden. Noch nie sind so viele junge Frauen zwischen 18 und 34 Jahren an Depressionen erkrankt. Noch nie wurden in Deutschland so viele Psychopharmaka geschluckt.

Der Arzneimittelreport 2018 zeichnet ein erschreckendes Bild: Die Verordnungen dieser Medikamente sind in den letzten zehn Jahren um fast 40 Prozent gestiegen. Allein für Antidepressiva wurden über 50 Prozent mehr Rezepte ausgestellt.

Und: Noch nie war es so leicht, sich Psychopharmaka zu beschaffen. Gehörte ihre Verordnung bis vor einigen Jahren noch ausschließlich in die Domäne von Psychiatern und Neurologen, so wird heutzutage bereits jedes dritte Rezept vom Hausarzt geschrieben. Auch wer den Gang zum Arzt scheut, muss auf sie nicht verzichten. Unsere Recherche zeigt: Das Internet erfüllt den Wunsch nach Prozac®, Ritalin® und Co. unkompliziert und schnell – selbstverständlich auch ohne ein Rezept.

Während wir dieses Buch schreiben, diskutiert der Bundesgesundheitsminister die Neufassung des Psychotherapeutengesetzes. Zukünftig sollen auch psychologische Psychotherapeuten (also Nicht-Ärzte!) die Möglichkeit erhalten, Antidepressiva, Neuroleptika und Beruhigungsmittel verordnen zu können. Der Psychopillen-Markt boomt. Bereits seit Jahren.

Was können diese Medikamente?

Die meisten beeinflussen unser Gefühlsleben, indem sie die Funktion von Serotonin, Dopamin, Noradrenalin und von GABA verbessern, den wichtigsten Stimmungsmachern in unserem Gehirn.

Die am häufigsten verschriebenen Psychopharmaka lassen sich in folgende Gruppen einteilen:

- Selektive Serotonin-Wiederaufnahmehemmer (SSRI), wie zum Beispiel Fluoxetin, Sertralin, Citalopram, Paroxetin, Escitalopram, Fluvoxamin, wirken auf den Serotoninspiegel.
- Selektive Serotonin-Noradrenalin-Wiederaufnahmehemmer (SSNRI), wie zum Beispiel Venlafaxin, Duloxetin, Milnacipran, wirken auf den Serotonin- und den Noradrenalinspiegel.
- Trizyklische Antidepressiva, wie zum Beispiel Mirtazapin, Doxepin, Amitriptylin, Opipramol, wirken ebenfalls auf den Serotonin- und den Noradrenalinspiegel.
- Benzodiazepine, wie zum Beispiel Diazepam, Lorazepam, Triazolam, wirken auf die GABA-Rezeptoren.

Nicht nur für die häufigsten psychiatrischen Erkrankungen, wie Depressionen und Angststörungen, wurden in den letzten Jahren immer neue Arzneimittel entwickelt und auch verordnet. Selbst für die Behandlung von »fehlender Konzentration«, »eingeschränkter Aufmerksamkeit« und »Hyperaktivität« gibt es mittlerweile eine Vielzahl von Psychostimulanzien mit Wirkstoffen wie Methylphenidat und Dexamphetamin, die primär auf die Spiegel von Dopamin und Noradrenalin im Gehirn wirken und so für mehr Wachheit und

Konzentration sorgen sollen. Seitdem die Verordnungsfähigkeit von Methylphenidat – auch bekannt unter den Markennamen Medikinet® oder Ritalin® – im Jahr 2011 von Kindern auch auf Erwachsene ausgeweitet wurde, kann sich quasi jeder mittels Pillen, die eigentlich unter das Betäubungsmittelgesetz (!) fallen, auf bessere Leistungen in Schule, Job und Studium dopen.

Auch sogenannte Smart Drugs werden immer beliebter. Wirkstoffe wie Modafinil und Adrafinil, die eigentlich zur Behandlung der Schlafkrankheit Narkolepsie entwickelt wurden, werden von Gesunden missbraucht, um sich leistungsfähiger, wacher und konzentrierter zu fühlen.

Künstlich high durch Nerven-Dope.
Leben wir in einer schönen, heilen Psychopillen-Welt?

Was können diese Medikamente nicht?

Die Wirkung von Psychopharmaka und Stimulanzien hält nur so lange an, wie diese auch eingenommen werden. Die gestörte Biochemie des Gehirns wird nicht ursächlich und nachhaltig in Ordnung gebracht. Ängste, Depressionen, Unruhe und Schlafstörungen kehren in der Regel zurück, wenn die Medikamente abgesetzt werden.

Neben der Gefahr der Entwicklung einer körperlichen Abhängigkeit besteht bei vielen Substanzgruppen auch die Gefahr einer psychischen Abhängigkeit – und dies schon nach wenigen Wochen der Einnahme. Menschen können dann nicht mehr »ohne« sein, und das Absetzen der Medikamente verursacht mitunter starke Entzugserscheinungen. Auch Nebenwirkungen kommen oft vor und können sehr belastend sein. Gewichtszunahme, Magen-Darm-Beschwerden, chronische Müdigkeit, Veränderungen der Leberwerte, Libidoverlust, Orgasmusstörungen, Kopfschmerzen, Schlafstörungen oder auch Gefühlskälte führen nicht selten zum Therapieabbruch.

Und dennoch: Psychopharmaka können mitunter Leben retten. Sie sollten selbstverständlich in akuten Schocksituationen, bei schweren Depressionen, bei Psychosen, bei Fremd- und Selbstgefährdung zum Einsatz kommen. Dort haben sie ihren berechtigten Platz. Den vielfachen Einsatz dieser Medikamente bei leichten und mittleren psychischen Störungen sehen wir jedoch sehr kritisch, denn eine nachhaltige Behandlung der Ursachen findet so nicht statt. Es wird – wie bei vielen anderen chronischen Erkrankungen auch – lediglich an den Symptomen laboriert, die wirklichen Ursachen werden jedoch nicht behoben.

Letztendlich zeigt der Psychopharmaka-Boom der letzten Jahre aber eines ganz deutlich: Bei vielen Menschen ist es um die geistige und seelische Gesundheit nicht gut bestellt. Sie sehnen sich nach…

- erholsamem Schlaf,
- gesteigertem Antrieb,
- Entspannung,
- guter Laune,
- besserer Konzentration,
- innerer Ruhe,
- Gelassenheit.

Wie wäre es, wenn wir die positiven Gefühle, die wir uns von Psychopillen versprechen, selbst herstellen könnten? Das wäre dann ein natürlicher high- statt eines künstlichen high-Zustands.

WIE GEHT NATÜRLICH HIGH?

Wir alle kommen natürlich high auf die Welt und verbringen in diesem Zustand normalerweise auch unsere ersten Lebensjahre. Beobachte doch einmal kleine Kinder, wie sie voller Energie und Tatendrang in den Tag starten. Sie springen beschwingt aus dem Bett, von Müdigkeit oder Antriebslosigkeit keine Spur. Sie sind hoch konzentriert bei allen ihren Unternehmungen. Schau einem Kleinkind einmal zu, wie es sich gedankenversunken selbst im Spiegelbild betrachtet. Kinder sind von Natur aus – also natürlich – neugierig auf ihre Umgebung und wollen diese erkunden und erforschen. Sie geben nicht auf und lassen sich auch durch Rückschläge und Misserfolge nicht von ihrer Weiterentwicklung abhalten. Kinder können sich aus ganzem Herzen freuen, ausgelassen und fröhlich sein. Selbstverständlich erleben auch sie Gefühle wie Frust, Wut und Trauer und auch Angst, die dann auch unmittelbar und unmissverständlich zum Ausdruck gebracht werden. Neben all diesen faszinierenden Eigenschaften hatten wir in unseren ersten Lebensjahren noch eine weitere Gabe: Wenn wir müde waren, konnten wir tief und erholsam schlafen – egal, was gerade um uns herum passierte.

Wieso verlieren wir im Laufe unseres Lebens die Lebensfreude, den Elan, die Neugier, das Selbstbewusstsein und den Forschergeist unserer frühen Kindheit?

Wir alle kommen mit einem Nervensystem zur Welt, das sich zwar noch entwickeln muss, uns aber von Beginn an mit diesen wichtigen Botenstoffen versorgt:

- **Serotonin:** Es macht gute Laune, Optimismus und ein gesundes Selbstbewusstsein.
- **Dopamin:** Es ist verantwortlich für den Entdeckerdrang, erhöht die Wahrnehmungsfähigkeit und Aufmerksamkeit.
- **Noradrenalin:** Es produziert Durchhaltevermögen, Konzentration, Energie und ein gutes Gedächtnis.
- **GABA (Gammaaminobuttersäure):** Es sorgt für Entspannung, guten Schlaf und Mut.

Diese vier Substanzen sorgen gemeinsam für das Gefühl, das wir unseren Natürlich-high-Zustand nennen. Wir nennen sie daher einfach nur Glückshormone.

Es gibt sehr viele Botenstoffe (Neurotransmitter) in deinem Nervensystem. Unsere vier Glückshormone sind sowohl durch ihre Menge (GABA ist der häufigste Neurotransmitter im Gehirn) als auch durch ihre weitreichenden Funktionen (Serotonin, Dopamin und Noradrenalin) für deine Stimmung mit am bedeutsamsten. Nachfolgend erläutern wir, wie Gefühle in unserem Gehirn mithilfe unserer vier Neurotransmitter entstehen. Nervenzellen sind nicht direkt miteinander verbunden. Die Kommunikation zwischen ihnen verläuft in erster Linie über biochemische Prozesse, indem Botenstoffe über einen kleinen Spalt zwischen den Zellen (Synapse) weitergeleitet werden. Nervenzellen können bis zu 100 000 Synapsen aufweisen; somit kommen wir auf circa 14 Billionen Synapsen in unserem Gehirn. Es ist ein gigantisches Kommunikationsnetzwerk.

NEUROTRANSMITTER

Das Gehirn besitzt circa 100 Milliarden Nervenzellen. Du kannst es dir wie eine gigantische Kommunikationszentrale vorstellen, in der ständig Nachrichten hin- und hergeschickt werden. Es kommt nie zur Ruhe und steht in ständigem Kontakt mit dem restlichen Organismus. Die »Nachrichten« nennt man Botenstoffe beziehungsweise Neurotransmitter. Diese winzigen Eiweißverbindungen, die sich in deinem Gehirn hin- und herbewegen, sind für deine Stimmung und dein Wohlbefinden verantwortlich.

Sie beeinflussen, ob du ...

- gut schläfst,
- generell eher gute Laune hast,
- dich motiviert fühlst,
- ein gutes Selbstbewusstsein hast,
- dich fokussieren und konzentrieren kannst,
- dir wesentliche Fakten merken und diese auch zur richtigen Zeit abrufen kannst,
- Spaß an Sex hast,
- Schmerzen sehr intensiv empfindest,
- depressiv oder eher aggressiv bist,
- zu Suchterkrankungen neigst,
- auch ganz ohne Hilfsmittel (Medikamente, Alkohol, Drogen etc.) entspannen kannst.

Über 100 verschiedene Neurotransmitter sind der Forschung bekannt. Daneben gibt es weitere Substanzen, die zu unserem Wohlbefinden beitragen können, wie zum Beispiel das Neuropeptid Oxytocin – das »Bindungs- oder auch Kuschelhormon«, welches zurzeit intensiv erforscht wird. Es leitet unter anderem die Wehen ein, stimuliert die Muttermilchproduktion und sorgt zudem für die emotionale Bindung zwischen Mutter und Kind. Auch Endorphine (körpereigene Eiweiße mit morphinartiger Wirkung) spielen eine Rolle für unser Gefühlsleben.

Glückshormone wirken nur, wenn sie von einer Nervenzelle zur nächsten weitergereicht werden. Diesen Prozess nennt man Neurotransmission. Du kannst dir die Glückshormone auch als kleine Briefe vorstellen, die zwischen Sender und Empfänger verschickt werden sollen. Diese Briefe werden von der sendenden Nervenzelle in kleinen Bläschen (Depot) bevorratet. Bei Bedarf werden die Briefe weitergeleitet. Zwischen Sender und Empfänger gibt es einen kleinen Graben (Synapse), der vom Briefzusteller überwunden werden muss. Die Nachbarzelle nimmt nach erfolgreicher Überwindung der Synapse das Glückshormon über Rezeptoren (Briefkasten) in sich auf.

Nun kommt es aber vor, dass die Bläschen nur gering gefüllt sind, also dass zu wenige Glückshormone (Briefe) gespeichert sind. Dies kann beispielsweise der Fall sein, wenn ein wichtiger Baustoff für die Hormonsynthese nicht ausreichend mit der Nahrung aufgenommen wird. Um in unserem Bild zu bleiben: Wenn weniger Papier vorhanden ist, können weniger Briefe gedruckt und verschickt werden. So einfach funktioniert es auch im zentralen Nervensystem. Manchmal haben wir auch die Situation, dass sich Briefe im Depot (Bläschen) stapeln, weil die Briefzusteller streiken. Die Neurotransmission funktioniert dann nicht. Das fühlt sich für uns als Gehirn-Besitzer dann genauso an, als wären gar keine Briefe vorhanden.

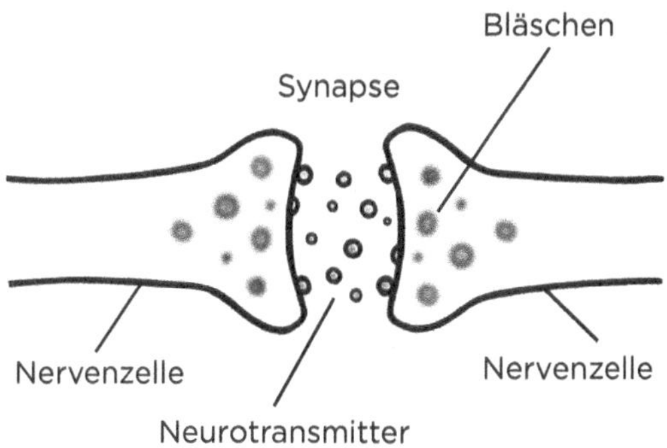

Wie Nervenzellen kommunizieren

GABA hat eine etwas andere Art zu kommunizieren. Es setzt sich direkt an die sogenannten GABA-Rezeptoren von Nervenzellen und blockiert deren Aktivität. GABA hat in erster Linie die Funktion einer Bremse. Wir werden später noch näher darauf eingehen. An diesem Punkt ist es erst einmal nur wichtig, dass du verstanden hast, dass alle Gefühle durch biochemische Prozesse in deinem Gehirn entstehen. Du weißt jetzt, dass dein Natürlich-high-Gefühl in erster Linie von ausreichend hohen Wirkstoffmengen deiner Glückshormone und ihrer regelrechten Weiterleitung abhängt.

Das Natürlich-high-Gefühl erfordert volle Speicher an Glückshormonen und deren effektive Weiterleitung.

Was passiert im Laufe der Zeit bei den meisten Menschen? Es schleichen sich immer mehr Fehler in ihr Botenstoffsystem ein. Das führt dazu, dass sich die Speicher an Glückshormonen leeren und nicht mehr ausreichend nachgefüllt werden oder dass die Weiterleitung der Botenstoffe zwischen den Zellen – eine wichtige Voraussetzung zur Entstehung von Gefühlen – ins Stocken gerät. Wir leiden dann an einem Glückshormonmangel – oft über Jahre hinweg, ohne dass dieser behoben wird.

Dies zeigt sich in Beschwerden, wie ...

- Ängsten,
- Depressionen,
- Zwängen,
- Essstörungen,
- chronischen Schmerzen,
- Konzentrationsstörungen,
- Gedächtnisstörungen,
- Denkstörungen,
- Schlafstörungen,
- Süchten,
- innerer Unruhe,
- Aggressionen.

Je mehr Botenstoffe im Mangel sind, desto ausgeprägter sind die Symptome.

Die Schulmedizin kennt den Begriff »Glückshormonmangel« nicht. Stattdessen verwendet sie Diagnosen, wie ...

- endogene Depression (F33.2),
- generalisierte Angststörung (F41.1),
- Somatisierungsstörung (F45.0),
- Erschöpfungssyndrom (R 53),
- Erschöpfungsdepression (F32.9),
- Ein- und Durchschlafstörung (G 47.0),
- Zwangsstörung (F 42.9),
- Panikstörung (F 41.0),
- Aufmerksamkeitsdefizit- und Hyperaktivitätssyndrom (F 90.0),
- Fibromyalgie (M 79.70),
- sonstige Essstörung (F 50.8),
- Bulimia nervosa (F 50.2).

Alle diese Erkrankungen beruhen letztendlich auf Störungen im System der Botenstoffe Serotonin, Dopamin, Noradrenalin und GABA. Die Wirkung der meisten Psychopharmaka beruht darauf, den Wirkspiegel dieser Botenstoffe künstlich anzuheben beziehungsweise die Wirkung an den Rezeptoren zu verstärken.

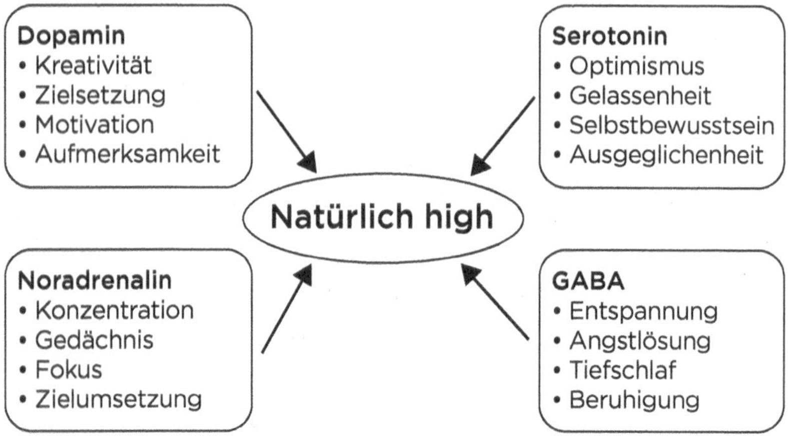

Das Natürlich-high-Gefühl

GLÜCKSHORMONMANGEL HAT VIELE GESICHTER

Glückshormone sind für so viele verschiedene Gefühle zuständig und somit kann sich ein Glückshormonmangel auch ganz unterschiedlich darstellen. Er hat viele verschiedene Gesichter. Auch in seiner Ausprägung kann er viele Facetten aufweisen: von leichten Befindlichkeitsstörungen bis hin zu unerträglichen Symptomen, die das Leben zur Qual werden lassen.

Glückshormonmangel ist ein Leiden, über das nur wenige Menschen offen sprechen. Es ist immer noch ein Tabu zuzugeben, dass es einem seelisch nicht gut geht, man unglücklich, traurig oder ängstlich ist. Wer würde schon seinem Kollegen erzählen, dass er Zwangsgedanken hat oder an einer unerklärlichen Angst vor Brücken leidet? In unserer Gesellschaft zählt mehr denn je der äußere Schein, und es wird viel dafür getan, um diesen zu wahren oder gar noch heller leuchten zu lassen – auch dann, wenn es im Inneren eigentlich finster aussieht. Die sozialen Medien lassen sich für diese Zwecke hervorragend nutzen: Mit ein paar Posts und gefilterten Fotos versuchen viele, ihrem Umfeld zu vermitteln, dass sie stets glücklich, zufrieden und erfolgreich sind.

Umso wichtiger ist es für dich zu wissen, dass du mit deinen Problemen nicht alleine bist. Die Statistiken der großen Krankenversicherungen und auch des aktuellen Arzneimittelreports belegen: Glückshormonmangel ist mittlerweile ein Volksleiden, das fast alle Altersgruppen und Bevölkerungsschichten betrifft. Wir behandeln Patienten von der Grundschule bis ins hohe Alter – vom Schüler, Handwerker bis hin zum Piloten.

Um einen Eindruck über die Vielfalt der Erscheinungsformen zu geben, haben wir einige Betroffene zu Wort kommen lassen:

Birgit, 45 Jahre, Arzthelferin, Serotoninmangel: »Ich weiß gar nicht genau, wie lange das jetzt schon so geht, aber seit einiger Zeit fühle ich mich sehr erschöpft und müde. Außerdem ist mein Schlaf gestört, sodass ich fast jede Nacht mehrere Stunden wach liege und über alles Mögliche nachgrübele. Vor allem das Einschlafen fällt mir schwer. Zusammen mit meiner besten Freundin habe ich einen Wellnessurlaub geplant. Irgendwie kann ich mich aber gar nicht darauf freuen. Ehrlich gesagt würde ich ihr am liebsten einfach absagen. Was ist nur los mit mir? Ist das vielleicht schon der Beginn der Wechseljahre? Ich erkenne mich selbst kaum wieder und wäre wieder gerne ganz ›die Alte‹.«

André, 53 Jahre, selbstständig, GABA-Mangel: »Ich bin ständig nervös und gereizt. Ich fühle mich, als hätte ich zu viel Kaffee getrunken, dabei trinke ich bereits nur noch Kräutertee. Seit einigen Monaten kommt noch eine schlechte Schlafqualität hinzu. Ich schlafe zwar schnell ein, werde aber schon nach circa drei bis vier Stunden wach. Danach liege ich dann oft die ganze restliche Nacht wach im Bett. Eine Tortur für mich, denn ein guter Schlaf ist mir sehr wichtig. Ich habe das Gefühl, dass er einen großen Einfluss auf meine Stimmung hat, denn ich fahre bei jeder Kleinigkeit aus der Haut. Meine Familie beschwert sich auch schon darüber, und es herrscht ein angespanntes Zusammensein. Was ich einfach nicht verstehen kann, ist, dass mein Blutdruck seit sechs Monaten verrücktspielt. Bisher war er immer in der Norm, und ich hatte nie deswegen Probleme, nun habe ich plötzlich viel zu hohe Werte. Alles zusammen belastet mich so sehr, dass ich seit vier Wochen arbeitsunfähig bin. Das ist für mich als Selbstständiger natürlich ein zusätzliches Problem.«

Markus, 33 Jahre, Diplom-Kaufmann, Serotoninmangel: »Ich könnte eigentlich mit meinem Leben sehr zufrieden sein. Vom Alter her gesehen bin ich noch relativ jung und habe so ziemlich alles erreicht, was ich wollte. Einen guten Uni-Abschluss und einen sicheren Job. Mit meiner Familie ist auch alles in Ordnung, und dennoch empfinde ich eine zunehmende Leere und Sinnlosigkeit. Mir ist einfach der Spaß an all dem verloren gegangen, was mir früher Freude bereitet hat: Urlaub, Sport, Partys.«

Lisa, 43 Jahre, Studienrätin, Serotonin- und Dopaminmangel: »Vor einem Jahr starb meine Mutter nach sehr langer Krankheit. Ich habe sie in den letzten Monaten intensiv bei mir zu Hause gepflegt. Diese Zeit war sehr anstrengend und kräfteraubend für mich. Nach ihrem Tod bin ich dann in ein tiefes Loch gefallen. Am Anfang ist mir das gar nicht so aufgefallen, weil ich mit der Beerdigung und dem ganzen Papierkram so beschäftigt war. Erst als diese Zeit vorüber war und eigentlich Ruhe einkehren sollte, ist mir alles so richtig bewusst geworden. Ich war damals sehr traurig und antriebslos. Die meiste Zeit verbrachte ich nur auf der Couch oder im Bett. Um die Trauer zu bewältigen, suchte ich Hilfe bei einer Psychologin. Die machte dann mit mir eine Gesprächstherapie, und ich hatte das Gefühl, dass es mir damit besser ging. Ich kann jetzt mit meinen Gefühlen besser umgehen. Die Antriebslosigkeit und Lustlosigkeit sind dennoch geblieben, sodass ich meinen Alltag nur mit sehr viel Mühe schaffe. Ich bin deswegen sehr verzweifelt und frage mich, wann sich mein Leben endlich wieder normalisiert.«

Maren, 38 Jahre, dreifache Mutter, im Außendienst tätig, Dopamin- und Noradrenalinmangel: »Ich bekomme nichts mehr geregelt, vergesse häufig wichtige Termine und fühle mich einfach komplett überfordert. Meine Geduld ist ständig überstrapaziert, und es wird mir alles sehr schnell zu viel. Am liebsten möchte ich mich dann einfach nur noch zurückziehen. Ich sehne mich so sehr nach Ruhe. Im Beruf mache ich auch häufiger Fehler und habe dadurch auch noch permanente Angst, dass ich meinen Job verliere. Wenn ich dann endlich mal ein wenig Zeit für mich geschaffen habe, dann würde ich gerne – wie früher – einen guten Roman lesen. Ich schaffe es aber dann nicht, mich zu konzentrieren. Hinzu kommen noch die Kinder, die auch immer an mir zerren. Ich habe das Gefühl, dass ich ihnen gar nicht mehr gerecht werde. So kann das doch nicht weitergehen. Mein Mann hat vorgeschlagen, in den nächsten Ferien vier Wochen am Stück wegzufahren. Er meinte, ich müsste mich mal richtig entspannen. Bei uns läuft es schon seit Längerem auch nicht mehr so gut. Schon der Gedanke daran stresst mich, dann meinen Mann ständig um mich herum zu haben – das ertrage ich nicht. Ich kann einfach nicht mehr. Am liebsten möchte ich einfach nur in Ruhe gelassen werden.«

Marc, 24 Jahre, Student, Dopaminmangel: »Ich hänge jetzt immer noch im zweiten Semester rum und komme einfach nicht weiter. Die verschiedenen Veranstaltungen bekomme ich nicht geregelt, und ich schaffe es nicht, mich ordentlich zu organisieren. Zu den Vorlesungen komme ich meistens auch zu spät. Ich bin komplett verpeilt. In meinem Kopf herrscht nur noch Chaos. Die vielen Themen stressen mich, und ich kann mich einfach nicht konzentrieren. Meine Eltern nerven mich auch, schon die ganze Zeit, dass ich jetzt mal angasen sollte.«

Elly, 65 Jahre, Rentnerin, Noradrenalinmangel: »In meinem Leben habe ich immer viel gearbeitet, darum habe ich mich auf die Rente sehr gefreut. Jetzt habe ich endlich mal Zeit für mich und auch wirklich gute Ideen in meinem Kopf, was ich alles machen könnte. Seniorenstudium, Ehrenamt, Reisen und so weiter. Mein Kopf quillt vor Ideen über. Das Problem, was ich habe, ist, dass ich nichts umsetzen kann. Mir fehlt einfach das Durchhaltevermögen. Ich fange etwas mit einer großen Begeisterung an, verliere dann schnell die Lust und breche es nach kurzer Zeit wieder ab – das belastet mich und auch meine Familie. Denn so bin ich eigentlich nicht.«

Liane, 36 Jahre, Verkäuferin, GABA-Mangel: »Mein Problem sind meine Nächte, ich schlafe nicht durch. Das Einschlafen ist dabei kein Problem, aber mitten in der Nacht so ab drei Uhr liege ich dann glockenwach im Bett. Danach kriege ich kein Auge mehr zu. Tagsüber fühle ich mich dann wie gerädert und bin extrem erschöpft. Zuerst habe ich versucht, später zu Bett zu gehen, um die Zeit ein wenig nach hinten zu schieben – das hat leider nicht geklappt. Also habe ich zu härteren Maßnahmen gegriffen. Mit Schlaftabletten kann ich einigermaßen durchschlafen, aber dann werde ich morgens kaum wach, und dieses verschlafene Gefühl trage ich den ganzen Tag mit mir rum.«

Tanja, 18 Jahre, Abiturientin, Serotoninmangel: »Ich leide seit meinem 14. Lebensjahr unter Zwängen. Ich muss ständig alles mehrfach kontrollieren, zum Beispiel ob ich die Autotür verschlossen habe, das Bügeleisen aus ist, der Herd abgestellt. Ich traue mir selbst nicht mehr. An schlechten Tagen muss ich bis zu 50 Mal meine Tätigkeiten überprüfen. Das kostet mich nicht nur Zeit, sondern so viel Kraft. Ich schäme mich zudem, mit anderen Menschen darüber zu sprechen und für verrückt gehalten zu werden.«

Sabine, 46 Jahre, Frührentnerin, Serotoninmangel: »Seit fünf Jahren habe ich starke chronische Schmerzen im gesamten Bewegungsapparat. Die Schmerzen lassen mich oft nachts nicht schlafen. Ich war bei Neurologen und bei Rheumatologen – keiner konnte eine Erklärung finden. Ich nehme phasenweise starke Schmerzmittel ein, die mir aber wiederum auf den Magen schlagen. Letztendlich wurde dann in einer Reha-Maßnahme die Diagnose Weichteilrheuma (Fibromyalgie) gestellt. Ich werde nun mit Psychopharmaka und Physiotherapie behandelt. Leider habe ich mehr als zehn Kilo zugenommen.«

KYRAS GESCHICHTE

Vielleicht möchtest du erfahren, warum ich mich so für das Thema Glückshormone interessiere? Das hat mit meiner eigenen Geschichte zu tun. Denn das, was mir Menschen täglich in der Praxis berichten, kenne ich selbst nur zu gut:

An einem ganz gewöhnlichen Abend – ich wollte es mir gerade nach einem langen Arbeitstag auf der Couch gemütlich machen – bemerkte ich, dass etwas mit mir nicht stimmte. Mein Herz schlug aus dem Takt. Es fühlte sich an, als würde es für einen kurzen Augenblick aussetzen und kurz danach doppelt zuschlagen. Über die nächsten Stunden hinweg nahm ich wahr, dass mein Herzschlag mehrmals pro Minute »stolperte«. Am nächsten Morgen war die Welt scheinbar wieder in Ordnung. Mein Herz schlug wieder ruhig und im Takt. Einige Wochen später machte ich einen Kurzurlaub, und mein Herz kam wieder in dieses beunruhigende Stolpern. Dieses Symptom sollte mich von da an zunächst täglich begleiten. Mittlerweile machte ich mir ernsthafte Sorgen, dass ich herzkrank sein könnte oder wohlmöglich kurz vor einem Infarkt stünde. Nach meiner Rückkehr suchte ich daher einen Kardiologen auf, der mir nach einigen Untersuchungen ein komplett gesundes Herz bescheinigte. Entwarnung. Was für eine Erleichterung. Zum Abschied gab er mir noch den Rat, »etwas kürzerzutreten« und mich mehr zu entspannen.

Kürzertreten? Ich war gerade 32 Jahre alt und hatte mir nach meinem Wirtschaftsstudium mit Prädikatsexamen innerhalb kürzester Zeit eine Führungsposition in einer großen deutschen Bank erarbeitet. Jetzt sollte ich kürzertreten? Arbeitszeiten von 60 bis 70 Stunden pro Woche waren keine

Seltenheit und wurden zudem auch erwartet. Morgens war ich meist die Erste im Büro und die Letzte, die abends das Gebäude verließ. Dass ich dieses Pensum auf Dauer nicht durchhalten würde, hätte ich damals nicht für möglich gehalten.

Das Herzstolpern blieb über die nächsten Wochen mein stetiger Begleiter. Die Strategie, es einfach zu ignorieren, war nicht erfolgreich. Mein Herz zeigte mir: Mein Leben war »aus dem Takt« geraten. Und es blieb nicht allein bei diesem Problem. In der nächsten Zeit bekam ich schleichend eine Reihe weiterer unangenehmer Symptome: Muskelzuckungen am ganzen Körper, Hyperventilation, Schweißausbrüche selbst bei kühlen Temperaturen, und mein Schlaf wurde zunehmend schlechter. Ich fühlte mich permanent müde. Wenn es nur das gewesen wäre. Als besonders belastend empfand ich eine extreme innere Unruhe und enorme Anspannung. Ich fühlte mich ständig wie vor einer großen Prüfung und konnte dagegen nichts ausrichten. Die Unruhe wurde mit der Zeit so stark, dass ich mich kaum noch auf meine Arbeit konzentrieren konnte. Zwar versuchte ich, meinen Zustand zu überspielen, und zählte die Tage bis zum nächsten Urlaub. Die Flüchtigkeitsfehler, die mir ständig passierten, zeigten aber, dass ich am Limit war. »Du bist bestimmt nur überarbeitet«, versuchte ich mich zu beruhigen, und setzte alle Hoffnungen auf eine Besserung in einen längeren Urlaub. Drei Tage nach meiner Rückkehr musste ich allerdings feststellen, dass meine Symptome sich im Urlaub zwar etwas gebessert hatten, im Alltagstrott jedoch recht schnell zurückkehrten.

Mittlerweile schlief ich nur noch drei Stunden pro Nacht, und die Unruhe ging in Angstanfälle über. Ich war nunmehr auch nicht mehr in der Lage, bei meiner Arbeit zu funktionieren. Nach zwei Nächten quasi ohne Schlaf suchte ich meinen Hausarzt auf, der mich zunächst einmal krankschrieb.

Es war Herbst, und ich erinnere mich, dass ich die nächsten 14 Tage fast nur dösend auf der Couch verbrachte. Mir fehlte für alles die Kraft und Lust. Als es mir nach vier Wochen immer noch nicht besser ging, wurde ich zu einem Neurologen und Psychiater überwiesen. Dieser untersuchte mich kurz und gab mir ein Rezept für einen Serotonin-Wiederaufnahmehemmer (SSRI) sowie für 25 Sitzungen Psychotherapie. Serotonin-Wiederaufnahmehemmer sind Medikamente aus der Gruppe der Psychopharmaka. Der Psychiater versprach mir baldige Besserung. Ich folgte den Anweisungen des Arztes und nahm das Medikament wie vorgeschrieben ein. Einen freien Platz bei einer Psychologin für die Psychotherapie zu erhalten, war in den nächsten Monaten im gesamten Rhein-Main-Gebiet schier aussichtslos. Also bestand meine Therapie zunächst erst einmal nur aus einer kleinen Tablette.

Nach circa drei Wochen bemerkte ich eine leichte Verbesserung. Ich wurde mir selbst wieder ähnlicher. Die permanente Angst und Unruhe legten sich langsam. Mein Schlaf wurde besser, und die Kraft kam zurück. Es stellten sich aber nicht nur positive Veränderungen ein. Nach drei Monaten hatte ich zehn Kilo Gewicht zugenommen, ohne mein Essverhalten geändert zu haben. Gewichtszunahme ist eine häufige Nebenwirkung dieser Medikamente. Die zusätzlichen Kilos auf der Waage störten mich zunächst nicht; ich war froh, mich nach langer Zeit wieder besser zu fühlen. Die Angst und die Unruhe waren auf einem erträglichen Niveau, das war für mich das Wichtigste. Trotz der Verbesserung vieler Symptome blieben meine Erschöpfung und die Konzentrationsschwäche. Zudem plagten mich weiterhin starke Gedächtnisstörungen. Eine Rückkehr an meinen alten Arbeitsplatz, der wirklich viel von mir forderte, war somit undenkbar. Wie sollte es weitergehen? Ich war zu diesem Zeitpunkt bereits fast ein Jahr krankgeschrieben und die Krankenversicherung drängte auf einen Arbeitsversuch oder auf einen stationären Aufenthalt in einer psychosomatischen Klinik. Mir war bewusst, dass ich meinen Arbeitsalltag nicht durchhalten würde.

Also ließ ich mich für einige Wochen in eine psychosomatische Klinik einweisen. Hier erhielt ich neben der pharmakologischen Therapie auch täglich Gesprächstherapie, Entspannungsmethoden, Maltherapie und noch weitere Behandlungen. Die sechs Wochen Auszeit an der Nordsee taten mir zwar gut, aber wirklich gesund fühlte ich mich nach meiner Rückkehr immer noch nicht.

Mittlerweile übte meine Krankenkasse deutlichen Druck aus. Ich musste mich alle paar Wochen beim Medizinischen Dienst vorstellen und meine Arbeitsunfähigkeit »beweisen«. Zudem stellte man mir in Aussicht, dass ich, sollte ich nicht bald wieder arbeitsfähig sein, frühverrentet würde. Ich war doch erst 32 Jahre alt – und schon arbeitsunfähig? Also sammelte ich alle Kräfte und versuchte eine berufliche Wiedereingliederung. Zunächst ging ich stundenweise wieder arbeiten, musste aber schon nach einer Woche feststellen, dass ich bereits am späten Vormittag nicht wusste, wie ich den Rest des Tages bewältigen sollte. Ich fühlte mich komplett unfähig, auch nur einen Teil der Aufgaben zu bewältigen, die mir früher so leichtgefallen waren. Nach kurzer Zeit war ich wieder im Krankenstand.

Mir war bewusst, dass ich schulmedizinisch als austherapiert galt und mit knapp 33 Jahren vor der Frühverrentung stand. Austherapiert bedeutet, dass mir die herkömmliche Medizin keine Heilung in Aussicht stellen konnte. Es quälten mich Fragen, die sich wahrscheinlich jeder stellt, der sich gesundheitlich in einer Sackgasse fühlt. Warum musste gerade mir so etwas passieren? Wieso geht es mir nicht besser? Weshalb greifen die Medikamente und Therapien nicht umfassender? Aber vor allem: Ich hatte keinen wirklichen Grund, mich so schlecht zu fühlen: Weder hatte ich eine Ehekrise noch finanzielle Probleme oder einen Trauerfall zu verarbeiten, die meine Erkrankung rechtfertigten. Es gab keinen Grund und keine Entschuldigung mir selbst gegenüber. Warum funktionierte ich nicht wie alle anderen? War nur meine Arbeitsbelastung schuld an meinem Zustand?

Ich hatte eine Menge Fragen, die mir auch mein Psychiater nicht beantworten konnte. Er schaute mich stets ratlos an, wenn ich wiederholt nach den Gründen meiner Erkrankung fragte. Die Ursachensuche trieb mich an, und so begann ich zu lesen. Auf dem deutschen Büchermarkt gab es damals noch nicht sehr viel Literatur zu den Themen Erschöpfung, Depression, Burn-out. Auf dem amerikanischen Büchermarkt wurde ich fündig. Ich stieß auf ein Buch der amerikanischen Neurowissenschaftlerin Candace B. Pert mit dem Titel *Molecules of Emotion* (auf Deutsch: *Moleküle der Gefühle)*. Dort las ich das erste Mal über Serotonin, Dopamin, Neuropeptide, Synapsen und Rezeptoren. Anschaulich und laienverständlich beschreibt Pert, wie das Gehirn Gefühle entstehen lässt und wie die Biochemie unseres Gehirns unser Gefühlserleben beeinflusst.

Das Buch fasziniert mich bis heute – ich lese es auch nach vielen Jahren immer wieder und empfehle es häufig unseren Patienten. Rückblickend kann ich sagen, dass dieses Buch mein Wendepunkt war – denn es gab mir Hoffnung, dass ich nicht bis zum Ende meiner Tage ein Leben führen musste, das nur mit Tabletten einigermaßen erträglich schien.

Ich überlegte: Die Medikamente, die ich nahm, hatten eine positive Wirkung auf meine Stimmung, indem sie dafür sorgten, dass das Glückshormon Serotonin künstlich auf einem hohen Niveau an den Synapsen gehalten wurde. Das Leben war damit wieder erträglicher. Sobald ich die Dosierung noch weiter erhöhte, stieg auch die Stimmung bis hin zu einer Dauereuphorie.

Meine Überlegung war, dass es – wie es Candace Pert andeutete – auch einen natürlichen Weg geben müsste, um diesen Zustand des (normalen) Glücksempfindens wiederherzustellen.

Ich hatte selbst erfahren, wie sich ein künstliches High produzieren ließ, aber ging das auch ohne Medikamente – also ein natürliches High?

Ich suchte meinen Psychiater auf und bat ihn um eine ganz neue Form der Untersuchung. Er sollte meinen Serotoninspiegel und meine Mikronährstoffe bestimmen. Der Arzt war irritiert und schaute mich entgeistert an. Er verstand nicht, was ich von ihm wollte. Er erklärte mir, dass er diese Untersuchungen nicht durchführe und dass Serotonin nicht einfach messbar sei. Durch meine Recherchen wusste ich, dass diese Untersuchungen tatsächlich möglich waren.

Also suchte ich einen Therapeuten auf, der die entsprechenden Messungen durchführte. Und nicht nur das: Ich unterzog meinen Organismus einem kompletten Check: Meine Mikronährstoffversorgung kam genauso auf den Prüfstand wie meine Darmflora, meine Darmschleimhaut, meine Belastung mit toxischen Substanzen, meine Nebennieren, die Schilddrüse und meine Neurotransmitter. Nach dieser Bestandsaufnahme begann ich mein eigenes Regenerationsprogramm. In dieser Zeit habe ich sehr viel über mich, aber auch über Biologie und Medizin lernen dürfen. Ich eignete mir Wissen über Nahrungsergänzungsmittel, Heilpflanzen, Vitalpilze und Aromaöle an. Ich stellte meine Lebensweise – vor allem meine Ernährung – radikal um. Wenn ich zurückblicke, war es ein langer und doch lohnender Weg, bis ich wieder gesund war.

In der ganzen Zeit hatte meine Erkrankung viele verschiedene Namen:

- Vegetative Dystonie
- Hypochondrie
- Endogene Depression
- Somatisierungsstörung
- Generalisierte Angst- und Panikstörung
- Erschöpfungsdepression

Eigentlich litt ich an einem kombinierten Mangel an Serotonin, Dopamin und GABA.

Seit 2006 lebe ich nun ohne Psychopharmaka. Stattdessen nutze ich die vielfältigen Möglichkeiten der modernen Naturheilkunde. Seit vielen Jahren gebe ich mein Wissen an meine Patienten und Kollegen weiter.

Auch mein Leben ist in den vergangenen Jahren mehrfach stark erschüttert worden: Todesfälle im engen Familienumfeld, eine Scheidung, Umzüge – all das geht nicht spurlos an unseren Glückshormonreserven vorbei. Das muss uns bewusst sein. Umso beruhigender ist es, die Erfahrung gemacht zu haben, dass sich die hier beschriebenen Methoden auch in den Krisenzeiten des Lebens, die fast jeder durchmachen muss, als verlässliche Stütze bewährt haben.

KAPITEL 2

DEIN GEHIRN VERSTEHEN LERNEN

Nervenzellen sind Körperzellen, denen wir in der Regel wenig Aufmerksamkeit schenken. Wir pflegen unsere Hautzellen mit hochwertiger Kosmetik, trainieren die Muskelzellen durch Sport, auch den Darmzellen schenken wir Beachtung durch die entsprechende Nahrungsauswahl. Dabei sind die Nervenzellen die oberste Instanz unseres Gefühlslebens. Um natürlich high zu werden, müssen wir die Nervenzellen in den Fokus nehmen. Nachfolgend erklären wir, wie Glückshormone genau entstehen und welche Faktoren sie positiv und negativ beeinflussen.

DEINE GLÜCKSHORMONE

Biologen und Neurologen mögen uns bitte nachsehen, dass wir uns in den folgenden Darstellungen und den Grafiken nur auf die relevanten Inhalte des Neurotransmitterstoffwechsels beschränken und teilweise stark vereinfachen mussten, damit auch Leser ohne Kenntnisse der Neurologie und Biochemie diesen problemlos verstehen können.

Um deinen eigenen Glückshormonmangel später effektiv selbst beheben zu können, ist es zunächst wichtig, ein Grundverständnis dieser Botenstoffe und ihrer Baupläne zu haben. Wir werden sie dir jetzt alle der Reihe nach vorstellen.

Serotonin – die rosarote Brille

Serotonin vermittelt uns eine Grundzufriedenheit mit dem Leben, Gelassenheit und Optimismus. So ganz nach dem Motto »Alles ist gut, und es wird schon gut gehen«. Der Verfasser des rheinischen Grundgesetzes »Et kütt, wie et kütt« und »Et hätt noch emmer joot jejange« muss volle Serotoninspeicher gehabt haben. Mit reichlich Serotonin ist das Leben einfach schöner. Rosarote Brille statt Schwarzsehen. Was wäre die Welt schön, wenn wir alle etwas mehr davon hätten!

Serotonin kann aber noch mehr: Es wirkt angstlösend, stimmungsaufhellend, antidepressiv und unterstützt uns beim Lernen, sorgt für einen geregelten Appetit, nicht zuletzt auch für einen erholsamen Schlaf, da es die Vorstufe unseres Schlafhormons Melatonin ist. Kein Wunder, dass die Entwicklung der Antidepressiva vom Typ Serotonin-Wiederaufnahmehemmer (SSRI) Ende der 1980er-Jahre als Riesenerfolg gefeiert wurde. Man hatte nunmehr ein Werkzeug, um den Serotoninspiegel an den Synapsen künstlich anzuheben.

Serotoninmangel als Ursache für das Reizdarmsyndrom

Vor Jahrzehnten war man noch der Auffassung, Serotonin werde nur im Darm produziert, daher nannte man es zunächst »Enteramin«. Tatsächlich wird auch der größte Teil an Serotonin im Darm produziert und sorgt dort für eine reibungslose Verdauung. Ein Mangel kann sich als sogenanntes Reizdarmsyndrom bemerkbar machen: Die Betroffenen leiden unter wechselnden Stuhlqualitäten, unspezifischen Schmerzen und Unwohlsein. Symptome, die mitunter viele Ärzte beschäftigen, die aber oft nicht adäquat behandelt werden. Da werden oft jahrelang vergeblich Probiotika geschluckt, Fastenkuren und Medikamente ohne wirklichen Erfolg eingesetzt, der Darm mehrfach gespiegelt, und womöglich fehlt einfach nur etwas Serotonin. Dies sehen wir in der Praxis leider häufig.

Es ist wichtig zu verstehen, dass Serotonin im Darm produziert wird und im Wesentlichen auch dort verbleibt. Es kann nicht über die Blut-Hirn-Schranke ins Gehirn gelangen, daher können wir es auch nicht als Nahrungsmittel oder als Medikament direkt zuführen. Es muss – damit es für uns als Glückshormon Wirkung zeigt – direkt im Hirnstamm hergestellt werden.

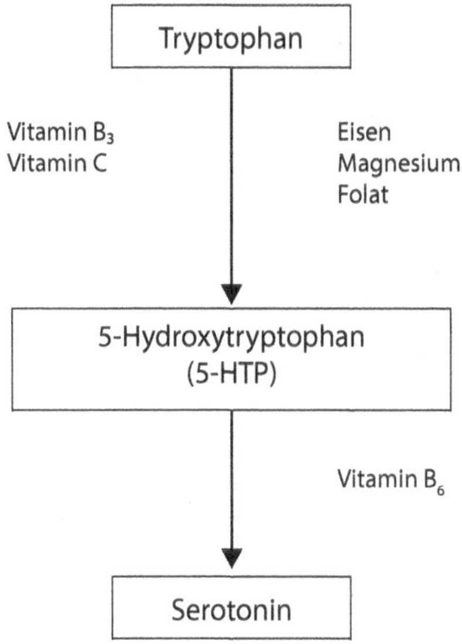

Der Bauplan für Serotonin

Ausgangspunkt für die Serotoninsynthese ist die essenzielle Aminosäure L-Tryptophan. Sie ist der Hauptbaustoff. Ohne diesen gibt es kein Serotonin. »Essenziell« bedeutet, dass der Körper diese Aminosäure nicht selbst herstellen kann, sondern diese regelmäßig zugeführt werden muss. Hier liegt schon das erste Problem: Die meisten Menschen nehmen zu wenig Tryptophan zu sich; das zeigen unsere Blutuntersuchungen immer wieder. Erwachsene benötigen mindestens 400 Milligramm pro Tag, bei Stress gerne mal das Doppelte. 400 Milligramm sind zum Beispiel in einer Handvoll Cashewnüssen, einer Handvoll Kürbiskernen, aber auch in 30 Gramm dunkler Schokolade (85 Prozent Kakaoanteil) enthalten.

Tryptophanreiche Nahrungsmittel werden vom Darm sehr willkommen geheißen, denn er benötigt diese Aminosäure selbst für die eigene Serotoninsynthese. Nur was der Darm selbst nicht benötigt, wird an den Blutkreislauf weitergereicht. Hierfür ist eine gesunde Darmschleimhaut eine wichtige Voraussetzung. Jede akute oder chronische Entzündung erschwert die Aufnahme von Tryptophan. Auch bei einer Fruktoseintoleranz ist die Weiterleitung von Tryptophan vom Darm ins Blut erschwert. Fruchtzucker, der zu lange im Darm verweilt, bildet einen Komplex mit Tryptophan, der die Aufnahme von Tryptophan ins Blut verhindert.

Ist die Hürde »Darm« erst einmal überwunden, wird Tryptophan unverzüglich an die Muskelzellen weitergeleitet. Der Hauptverbraucher ist nämlich gar nicht das Gehirn – wie viele vielleicht annehmen –, sondern es ist die Muskulatur. Sie wird immer versuchen, möglichst große Mengen dieser wertvollen Aminosäure abzugreifen, um ihren Stoffwechsel aufrechtzuerhalten. Aus der Sicht der Evolution ist ein gut entwickelter Muskelapparat für das Überleben kurzfristig wichtiger als Glücksgefühle.

Neben dem Aufbau von Muskelzellen hat Tryptophan noch eine weitere wichtige Aufgabe. Bei Entzündungen wird Tryptophan in Kynurenin und dann in Kynureninsäure umgebaut. Damit hat der Körper zwei wirksame Waffen zur Abwehr entzündungsbedingter Zellschäden. Tryptophan ist also auch ein wirksamer »Feuerlöscher« im Körper.

LABORDIAGNOSTIK SEROTONINSTOFFWECHSEL

Die moderne Labordiagnostik lässt durch Urintests Rückschlüsse auf den Serotoninspiegel im Gehirn zu. Falls ein Mangel festgestellt wird, wäre es im zweiten Schritt sinnvoll, die Bau-, Hilfs- und Betriebsstoffe Tryptophan sowie die Co-Faktoren, Vitamin B_6 (P5P), Vitamin B_3, Vitamin C, Eisen, Magnesium und Folat im Blut zu untersuchen.

Darüber hinaus ist es sinnvoll zu prüfen, ob der Körper aufgrund von Entzündungen oder Autoimmunerkrankungen Tryptophan gar nicht für die Serotoninsynthese verwendet, sondern durch hohe Enzymaktivitäten von IDO (Indolamin-2,3-Dioxygenase) Kynurenin aufbaut, um die Entzündung zu bekämpfen, oder aus dem Kynurenin, über das Zwischenprodukt Kynureninsäure, die zelltoxische Quinolinsäure herstellt.

Wenn du an einer chronischen Virusinfektion, einer Autoimmunerkrankung oder einem Tumor leidest, wird Tryptophan allerdings vom Feuerlöscher zum Brandbeschleuniger. Er baut aus Kynurenin dann die vor allem für Nervenzellen toxische Quinolinsäure. Dann wäre eine hohe Gabe von Extra-Tryptophan sogar schädlich!

Tryptophan ist für den Körper auch die Reserve für fehlendes Vitamin B_3 (Niacin, Nicotinamid). Fehlt dieses, wird Tryptophan vermehrt in Vitamin B_3 umgewandelt. In der Praxis spielt dies nur eine untergeordnete Rolle, denn ein Vitamin-B_3-Mangel ist hierzulande glücklicherweise selten. Stoffwechselprodukte von Tryptophan werden auch für ein weiteres Glückshormon benötigt. Das empfindliche Gleichgewicht von GABA und Glutamat, auf das wir später noch zu sprechen kommen, hängt ebenfalls von Tryptophan ab.

Wie du siehst, ist der Tryptophanstoffwechsel ziemlich komplex. Diese Komplexität erklärt, warum die einfache Gabe von Tryptophan selten eine Wirkung zeigt. Der Teufel steckt hier wirklich im Detail. Daher kann moderne Labordiagnostik hilfreich sein, zu verstehen, was dein Körper mit Tryptophan macht beziehungsweise wo deine Tryptophanmengen unter Umständen versickern.

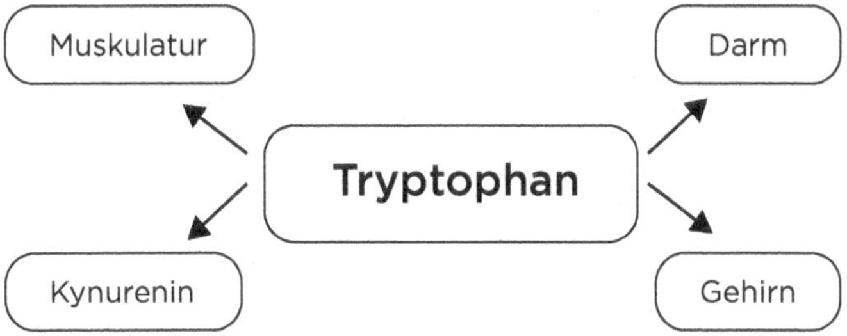

Die Tryptophanverbraucher

Es ist ersichtlich, dass ein Tryptophanmangel recht schnell entstehen kann – er ist fast schon die Regel. Wenn alle Verbraucher ihren Tryptophananteil erhalten haben, kommt der oftmals klägliche Rest irgendwann an der Blut-Hirn-Schranke an. Diese ist eine Pforte, die genau herausfiltert, welche

Substanz wann und in welcher Menge »nach oben« durchgelassen wird. Die Blut-Hirn-Schranke ist der oberste Wächter des zentralen Nervensystems und soll in erster Linie das Gehirn vor Schadstoffen schützen. Dies hat jedoch auch Nachteile: Tryptophan muss oft lange vor ihr warten, um eine Passagegenehmigung zu erhalten. Alle anderen Aminosäuren werden bevorzugt abgefertigt. Erst wenn keine anderen Aminosäuren in der Nähe sind, wird Tryptophan durchgewunken. Diese zweitrangige Behandlung von Tryptophan durch die Blut-Hirn-Schranke ist wichtig zu verstehen, wenn wir auf die optimale Einnahme von Tryptophan zu sprechen kommen.

Hat die Aminosäure endlich auch diese letzte Hürde genommen, kann sie zu 5-Hydroxytrytophan (5-HTP) – der unmittelbaren Vorstufe von Serotonin – umgewandelt werden. Dafür sind Enzyme notwendig, die ihre Arbeit nur bei ausreichenden Mengen an Co-Faktoren wie Eisen, Magnesium, Folat, Vitamin C und Vitamin B_3 (Niacin) erledigen. Fehlt einer der Co-Faktoren, ist der Aufbau von Serotonin nur verlangsamt! Fehlt Tryptophan, kommt der Aufbau von Serotonin komplett zum Erliegen!

Nicht nur ein Mangel an Tryptophan ist weitverbreitet, sondern oft fehlt es auch an dem einen oder anderen Co-Faktor. Besonders Eisen und Folsäure sind bei Frauen oft im Mangel. Auch die Magnesiumspiegel vieler Menschen reichen für die Serotoninsynthese nicht mehr aus.

Ist die Umwandlung in 5-Hydroxytryptophan gelungen, hat es unsere Aminosäure fast geschafft. Bei entsprechend großen Mengen an aktivem Vitamin B_6 (Pyridoxal-5-Phosphat) kann durch eine weitere enzymatische Umwandlung endlich unser Glückshormon Serotonin entstehen. Leider scheitert es oft an dieser letzten Hürde, denn Vitamin-B_6-Mangel ist auch häufig. Er betrifft zum Beispiel Frauen, die hormonelle Verhütungsmittel (die Pille) einnehmen, oder Menschen, die sich eiweißreich ernähren.

Es ist erkennbar, dass der Weg von Tryptophan zu Serotonin nicht ganz einfach ist. Und es gibt viele Stolpersteine, bis aus der kleinen essenziellen Aminosäure tatsächlich unser Glückshormon wird. Es ist wichtig zu wissen, dass der hier dargestellte Prozess kontinuierlich und ständig im Körper abläuft und dass der Nachschub an Nährstoffen ständig gewährleistet werden muss.

Fertiges Serotonin wird in den Bläschen der Nervenzellen gespeichert. Es kann recycelt und bei einem Überschuss über entsprechende Enzyme abgebaut werden. Überschüsse sind jedoch selten und in der Regel auf bestimmte Psychopharmaka oder Migränemedikamente zurückzuführen.

Ein Teil des Serotonins wird zu Melatonin, dem sogenannten Schlafhormon, weiterverarbeitet. Dieses äußerst wichtige Hormon kann aber deutlich mehr, als nur für einen angenehmen Schlaf zu sorgen. Daher möchten wir es in diesem Zusammenhang mit beleuchten.

Melatonin

Melatonin sorgt nicht nur für gutes Ein- und gutes Durchschlafen in der ersten Nachthälfte. Es ist auch ein wichtiges Antioxidans (wie auch zum Beispiel Selen, Vitamin C und Betacarotin) und kann unsere Zellen vor Schädigung durch freie Radikale schützen. Auch auf unser Immunsystem hat Melatonin erheblichen Einfluss, wie seine therapeutische Wirkung bei bestimmten Tumorarten, wie Brustkrebs, zeigen konnte.

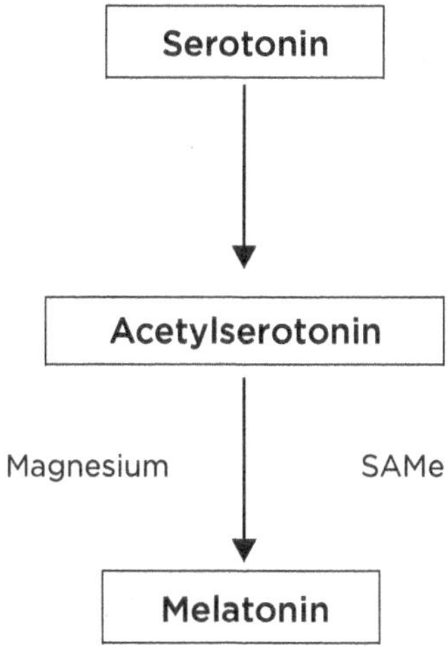

Der Bauplan für Melatonin

Melatonin ist zudem ein wichtiger Gegenspieler unseres Stresshormons Cortisol, das in der Nebennierenrinde hergestellt wird. Eine ausreichend hohe Produktion von Melatonin in der Nacht senkt eine überhöhte Ausschüttung und schützt so vor den zahlreichen Gefahren eines chronischen Überschusses an Cortisol wie Bluthochdruck und erhöhtem Blutzuckerspiegel.

Bei so vielen positiven Eigenschaften lohnt es sich – wenn man sich schon mit seinem Serotoninspiegel beschäftigt –, auch gleich einmal Melatonin näher zu betrachten.

Melatonin ist chemisch sehr eng verwandt mit Serotonin. Der Bauplan ist recht überschaubar, wenn wir den Bauplan für Serotonin voraussetzen. Es lässt sich leicht ableiten, dass ein Serotoninmangel zwingend einen Melatoninmangel nach sich zieht.

Bei Einbruch der Dunkelheit sorgt Serotonin in den Zellen der Zirbeldrüse (Epiphyse) im Gehirn dafür, dass in zwei kleinen enzymatischen Umwandlungsschritten Melatonin produziert wird. Wir benötigen also zunächst ausreichende Mengen an Serotonin. Daher gilt es bei Melatoninmangel, zunächst den Serotoninstoffwechsel zu überprüfen. Aber auch wenn der Serotoninspiegel wieder auf hohem Niveau ist, kann sich kein guter, erholsamer Schlaf einstellen, wenn wir unser Schlafzimmer nicht vollständig abdunkeln. Unsere Zirbeldrüse ist ein Nachtarbeiter.

Ohne Serotonin kein Melatonin

Die Produktion von Melatonin wird tagsüber quasi eingestellt, nimmt mit Einbruch der Dunkelheit an Fahrt auf und erreicht zwischen zwei und drei Uhr nachts ihren Höhepunkt. Melatonin benötigt vollständige Dunkelheit als Schlüsselreiz. Unsere Zirbeldrüse reagiert sehr empfindlich schon auf kleinste Lichtstrahlen wie zum Beispiel Flurlicht oder Licht einer Straßenlaterne vor dem Schlafzimmerfenster. Geringe Lichtstrahlen signalisieren der Epiphyse, dass der Tag anbricht und sie ihre Produktion drosseln kann.

Der Arzt und Lichtforscher Dr. Alexander Wunsch kennt die Wirkungen von Melatonin sehr genau: »Melatonin ist eigentlich kein echtes Schlafhormon, sondern das biochemisch-hormonelle Signal für Dunkelheit. Bei uns Menschen und anderen tagaktiven Lebewesen begünstigt es den Schlaf und die Regeneration, indem es allen Zellen im Körper die Information zukommen lässt, dass es in der Umgebung jetzt dunkel ist und dass die Ruhephase für den Organismus begonnen hat, die im Zeichen von Reparatur und Regeneration auf Zellebene steht. Es gibt sogar Organe, die sich ihr Melatonin selbst herstellen müssen, da sie nichts von dem Melatonin aus der Zirbeldrüse abbekommen: unsere Augen. Hier werden durch das in der Netzhaut hergestellte Melatonin die Regenerationsphasen für die Zapfen und die Stäbchen gesteuert. Immer dann, wenn wir nach Sonnenuntergang noch Farben sehen, müssen wir davon ausgehen, dass das uns umgebende Lichtspektrum die Bildung von Melatonin beeinträchtigt, und zwar sowohl in der Zirbeldrüse als auch in der Netzhaut. Wenn die Bildung des Regenerationshormons unterdrückt wird, sind langfristig degenerative Erkrankungen die mögliche Folge.« Eine gestörte Dunkelheit im Schlafzimmer ist ein entscheidender Faktor für eine reduzierte Produktion von Melatonin. Ein weiterer ist der abendliche Gebrauch von elektrischen Geräten mit Blaulichtanteil. Wir alle verbringen unsere Abende oft vor dem Rechner, Fernseher oder im Licht einer Halogen- oder LED-Lampe. Das sind Geräte, die hohe Anteile blauen Lichts emittieren. Forschungen konnten zeigen, dass dieses einen negativen Einfluss auf die Bildung von Melatonin hat. Wir kommen auf diesen Aspekt später noch einmal zu sprechen.

Wenn du trotz Dunkelheit, abendlicher Lichthygiene und vollem Serotoninspeicher nicht gut (ein-)schläfst, könnte es auch an leeren Magnesiumspeichern und zu geringen Mengen an S-Adenosylmethionin, auch SAMe genannt, liegen.

Schlafstörungen sind sehr weitverbreitet – nicht immer ist ein Melatoninmangel schuld –, aber doch sehr häufig. Vielen Menschen mangelt es einfach an den drei Elementen – Serotonin, SAMe, Magnesium und/oder Dunkelheit. Fehlt eins, kann guter Schlaf nicht stattfinden.

In Kapitel 2 unter »Richtig getaktet durch Sonnenlicht« erfährst du noch mehr über das Thema Lichthygiene und den richtigen Umgang mit künstlichen Lichtquellen.

WICHTIGE INFORMATIONEN ZU SAME (S-ADENOSYLMETHIONIN)

SAMe ist die aktive Form der essenziellen Aminosäure Methionin. Ihre Bedeutung wird viel zu gering eingeschätzt. Daher möchten wir hier einige Informationen geben. Methionin müssen wir täglich mit der Nahrung zuführen, um SAMe überhaupt bilden zu können.

Gute Quellen für Methionin sind alle Fleisch- und Fischprodukte. Gemüse und Obst sind allerdings – mit Ausnahme von Sojabohnen – arm an Methionin.

Für die Umwandlung in SAMe benötigt der Körper Mangan, Magnesium und Vitamin B_{12} (Methylcobalamin). Auch für Vitamin B_{12} sind Fleisch- und Fischprodukte ebenfalls die besten Quellen.

Viele Menschen leiden, ohne dass sie es wissen, an Vitamin-B_{12}-Mangel, da der Spiegel sehr selten korrekt im Blut gemessen wird. Menschen mit chronischen Magenbeschwerden oder die regelmäßig Magensäureblocker (Protonenpumpenhemmer) einnehmen, sind überproportional häufig von B_{12}-Mangel betroffen.

SAMe hat eine überaus wichtige Funktion für den Serotoninstoffwechsel. Der amerikanische Wissenschaftler Dr. William Walsh erklärte uns die Bedeutung von SAMe für Serotonin und Melatonin so: »SAMe liefert sogenannte Methylgruppen für mehr als 80 wichtige Stoffwechselprozesse im Körper (zum Beispiel für die Entgiftung). Ohne SAMe laufen diese Prozesse nicht regelgerecht ab. Zudem wirkt es als natürlicher Serotonin-Wiederaufnahmehemmer, indem es die Serotonin-Transporter-Gene (SERT) so beeinflusst, dass der Serotoninabbau an den Synapsen gebremst wird. Der Serotoninspiegel wird so wieder auf ein höheres Niveau gebracht. Während die klassischen Antidepressiva vom Typ SSRI (Serotonin-Wiederaufnahmehemmer) auch auf diese Gene einwirken, dabei aber die Membrane der SERT-Proteine schädigen, reduziert SAMe lediglich die Menge an SERT-Proteinen, jedoch ohne diese zu zerstören.« Darüber hinaus kann ohne ausreichende Mengen SAMe aus Serotonin kein Melatonin gebildet werden.

Wir werden oft gefragt, ob es sinnvoll sei, bei Schlafstörungen Melatonin als Pille, Spray oder Pulver einzunehmen. Wer schon einmal in einem amerikanischen Supermarkt war, weiß, dass Melatonin dort oft neben der Kasse frei verkäuflich ist. In Europa ist der Markt geregelter. Während in Österreich und in den Niederlanden Melatonin als Nahrungsergänzungsmittel ähnlich wie in den USA rezeptfrei erhältlich ist, ist es in Deutschland in einer Dosierung ab einem Milligramm nur als verschreibungspflichtiges Arzneimittel zu bekommen.

Melatonin ist im Gegensatz zu Serotonin als Hormon bluthirnschrankengängig. Daher kann es als Tablette oder Spray eingenommen werden und problemlos die Blut-Hirn-Schranke passieren. In der Regel werden bei Schlafstörungen ein bis fünf Milligramm Melatonin verordnet. Die Wirkung tritt innerhalb von maximal 30 Minuten ein.

Wichtig: Eine Melatonintablette löst ein Schlafproblem nur scheinbar, wenn die ursächlich zugrunde liegende Problematik, wie ein Serotoninmangel oder mangelnde Lichthygiene, nicht behoben wird. Dennoch kann es sinnvoll sein, Melatonin dauerhaft einzunehmen.

LABORDIAGNOSTIK MELATONIN

Die eigene Melatoninsynthese lässt sich am besten mittels einer Speichelprobe nachweisen. Hierzu ist es notwendig, in der Hauptproduktionszeit der Epiphyse in der Zeit um circa zwei Uhr morgens eine Speichelprobe zu gewinnen.

Hierzu auch Herr Dr. Alexander Wunsch: »Die Melatoninbildung nimmt auch bei idealen Umgebungsbedingungen mit höherem Lebensalter ab, sodass es durchaus individuelle Gründe geben kann, zusätzlich zu lichthygienischen Maßnahmen noch Melatonin einzunehmen. Dies kann zum Beispiel der Fall sein bei Netzhauterkrankungen wie der Makuladegeneration oder auch bei familiär bedingt erhöhtem Risiko für sexualhormonabhängige Krebserkrankungen wie Brustkrebs oder Prostatakrebs. Hier gibt es jedoch eine Reihe von Aspekten zu berücksichtigen, daher rate ich in solchen Fällen dazu, einen kompetenten Therapeuten zu konsultieren. Und noch etwas: Melatonin macht die Netzhaut empfindlicher für Licht. Wenn man Melatonin eingenommen hat, sollte man in jedem Fall auf einen wirksamen Blaulichtschutz achten!«

Jetzt kennst du bereits den Bauplan für deine Serotonin- und Melatoninproduktion. Der Baustoff (Tryptophan) und die Hilfsstoffe Vitamin B_3 und Vitamin B_6, Vitamin C, Eisen, Magnesium und Folat sowie SAMe sind entscheidend, um ausreichende Mengen an Serotonin und Melatonin zu produzieren. Eine gute Versorgung mit den entsprechenden Nährstoffen ist die Basis, um die Bläschen in den Nervenzellen mit Serotonin bis zum Rand zu füllen.

Dopamin – der kreative Dirigent

Ein Hormon regiert die Welt – so lautet der Titel eines sehr empfehlenswerten Buches (erschienen beim riva Verlag), das der Psychiater und Verhaltenswissenschaftler Daniel Lieberman ausschließlich dem Glückshormon Dopamin gewidmet hat.

Was Dopamin zu unserem Natürlich-high-Gefühl beiträgt, merken wir oft erst, wenn es uns fehlt: Wir sind unmotiviert, lustlos, geistig umnebelt und antriebslos. Unsere täglichen Aufgaben fallen uns schwer. Dopamin lässt uns anders sein, es macht uns neugierig, lässt uns neue Ziele setzen, erhöht unsere Kreativität und unsere Aufmerksamkeit. Dopamin lässt uns im Stress den Überblick bewahren und ein Meister im »Multitasking« sein. Auch diese Emotionen sind ein Teil unseres Natürlich-high-Gefühls.

Ist das Glücksgefühl, welches Serotonin uns in Form von Optimismus und Zuversicht liefert, nicht ausreichend? Wäre es nicht genug, wenn der Mensch einfach sein Dasein genießen würde und damit glücklich wäre? Vermutlich nicht, sonst hätte die Evolution uns Menschen nicht mit dem höchsten Dopaminspiegel aller Lebewesen ausgestattet.

Ohne Dopamin gibt es keine Weiterentwicklung, Forschung, Entdeckungen und kognitive Hochleistungen. Dopamin treibt uns an. Der Antrieb, der Dopamin in uns auslöst, ist das, was die Menschheit dahin gebracht hat, wo sie heute ist – im positiven wie im negativen Sinne. Ein Hormon regiert die Welt.

Nachfolgend erläutern wir den Bauplan von Dopamin.

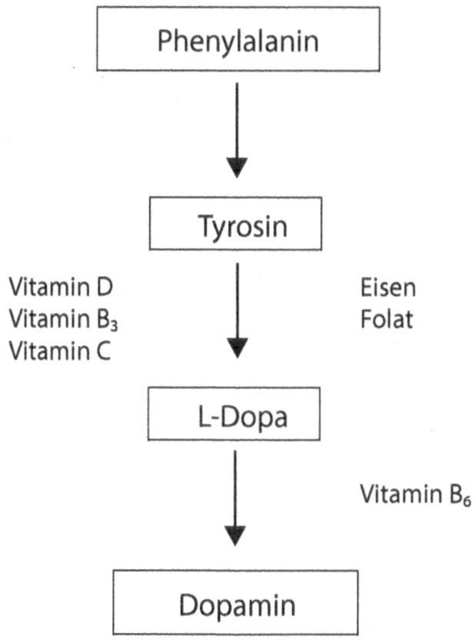

Der Bauplan für Dopamin

Ähnlich wie bei Serotonin ist hier die wichtigste Bausubstanz eine essenzielle Aminosäure – in diesem Fall Phenylalanin. Der Körper kann sie nicht selbst herstellen. Phenylalanin nehmen wir in großen Mengen zu uns, wenn wir zum Beispiel Erbsen, Sojabohnen oder Kürbiskerne essen. Die Leber kann recht unproblematisch aus Phenylalanin die Aminosäure Tyrosin synthetisieren. Diese können wir aber auch direkt über die Nahrung zuführen, vor allem wenn wir uns mit Käse, Fleisch oder Fisch ernähren. Sie bildet quasi ein »Back- up«, wenn nicht ausreichend Phenylalanin zur Verfügung steht.

Sowohl mit Phenylalanin als auch mit Tyrosin haben wir die Grundlage zum Aufbau von Dopamin. Wer sich eiweißarm ernährt, kann durchaus in einen Phenylalanin- oder Tyrosinmangel kommen, allerdings ist ein Tyrosinmangel häufiger. Auch für die Aufnahme von Phenylalanin und Tyrosin im Darm gilt: Eine gesunde Darmschleimhaut sorgt für eine optimale Resorption. Sobald Tyrosin vom Darm ins Blut aufgenommen wurde, wird Tyrosin direkt von vier Verbrauchern angefordert.

1. **Die Nebennieren**
   Dopamin wird nicht nur in den Nervenzellen des Gehirns, sondern auch im Nebennierenmark hergestellt. Auch das Nebennierenmark benötigt Tyrosin.
2. **Die Schilddrüse**
   Die Schilddrüse benötigt Tyrosin zum Aufbau des Schilddrüsenhormons Thyroxin (T4). Ein Molekül Tyrosin und vier Jodatome ergeben das inaktive Schilddrüsenhormon T4, das circa 25 Millionen Deutsche morgens vor dem Frühstück als Medikament einnehmen müssen. Dies wäre in vielen Fällen unnötig, wenn stattdessen ausreichend Jod und Tyrosin verzehrt würden.
3. **Die Haut**
   Der dritte große Verbraucher von Tyrosin sind die Hautzellen. Ohne Tyrosin kann die Haut kein Hautpigment (Melanin) bilden. Unter Sonneneinstrahlung erhöht sich daher auch der Bedarf an Tyrosin.
4. **Das zentrale Nervensystem (Gehirnzellen)**
   Auch Tyrosin konkurriert an der Blut-Hirn-Schranke mit anderen Aminosäuren um Einlass. Hat es endlich diese letzte Hürde genommen, so wird in den Nervenzellen im Mittelhirn aus Tyrosin durch enzymatische Umwandlung L-Dopa. Hierfür müssen zwingend die Co-Faktoren Eisen, Folat, Vitamin B_3, Vitamin C und Vitamin D vorhanden sein.

Aus der Vorstufe L-Dopa entsteht durch einen weiteren chemischen Schritt unter Verbrauch von aktiviertem Vitamin B_6 (P5P) Dopamin.

DHA und EPA als Stimmungsmacher

Der Großteil unserer grauen Zellen besteht aus Fett, vor allem aus den essenziellen Omega-3-Fettsäuren Eicosapentaensäure (EPA) und Docosahexaensäure (DHA) sowie der essenziellen Omega-6-Fettsäure Arachidonsäure (AA).

Diese Fette spielen aber nicht nur als Bauelemente eine Rolle, sondern sie haben auch Einfluss auf die Funktion unserer Nervenzellen. Die Ernährungswissenschaftlerin und Fett-Expertin Ulrike Gonder erklärt: »DHA und EPA haben viele positive Effekte auf die Kognition, also die geistige Leistungsfähigkeit und das Gedächtnis. Gut belegt sind die positiven Effekte der Omega-3-Fettsäuren in Zusammenhang mit der Ausbildung von Dopamin.

EPA ist auch als ›Stimmungsmacher‹ bekannt geworden. Sie hat eine besondere Bedeutung bei der Förderung positiver Emotionen.« DHA und EPA wirken antientzündlich, indem sie entsprechende Gewebshormone fördern. Wissenschaftler konnten in den letzten Jahren zeigen, dass chronische Entzündungsprozesse für degenerative Erkrankungen des Gehirns, wie Morbus Alzheimer und weitere Formen der Demenz, (mit-)verantwortlich sein können. Des Weiteren gibt es Hinweise darauf, dass Depressionen, Zwangsstörungen und bipolare Störungen auch durch chronische Entzündungen im Gehirn mitverursacht werden können. Daher ist der ausreichende Verzehr dieser Fettsäuren in vielerlei Hinsicht sinnvoll.

ADHS – ein Dopaminmangel-Syndrom?

Kleine Kinder sprühen über vor Dopamin – sie sind kleine Forscher und Entdecker. Sie verlieren nie die Lust, ihre Umgebung mit allen Sinnen zu erkunden. Sie wollen die Welt entdecken und immer mehr lernen. Alles ist neu, alles ist spannend. Leider ist es traurige Realität, dass schon Kinder im Vorschul- oder Grundschulalter die Diagnose Aufmerksamkeitsdefizit-und-Hyperaktivitätssyndrom (ADHS) oder Aufmerksamkeitsdefizit-Syndrom (ADS) erhalten. Das Phänomen selbst ist nicht neu. Bereits im Jahre 1845 hat der Psychiater Dr. Heinrich Hoffmann das klinische Bild des hyperaktiven Kindes durch die Charaktere »Zappelphilipp«, »Hans-Guck-in-die-Luft« und den »bösen Friederich« in seinem Buch *Struwwelpeter* gezeichnet.

Was hingegen noch recht neu ist, ist die Tatsache, dass Kinder und Jugendliche mit bestimmten Verhaltensmerkmalen heutzutage unseren Beobachtungen nach vorschnell für krank erklärt werden. Der Anstoß kommt oft nicht etwa vom Kinder- oder Jugendarzt, sondern vom Klassenlehrer. Immer häufiger kommen daher besorgte Eltern in unsere Praxis und berichten von dem Aufmerksamkeitsdefizit-und-Hyperaktivitätssyndrom (ADHS) ihres Kindes. Manchmal liegt auch nur ein Aufmerksamkeitsdefizit-Syndrom (ADS) vor. Meist wird die Diagnose recht früh – bereits im Grundschulalter – gestellt und in vielen Fällen direkt auch die passende pharmakologische Behandlung mit dem Wirkstoff Methylphenidat eingeleitet.

Die Feststellung dieser Störung erfolgt in der Regel mittels bestimmter Fragebögen (Explorationsbögen). Die Gesamthäufigkeit von ADHS ist schwer abzuschätzen. Einer der Gründe mag die fehlende Objektivität in der Diagnosefindung sein. Je nach Quelle werden bis zu 20 Prozent aller Kinder mit dem Krankheitsbild ADHS in Verbindung gebracht. Fakt ist, dass in der Zeit von 1993 bis 2011 der Einkauf von Methylphenidat durch deutsche Apotheken um das 50-Fache zugenommen hat. Grund hierfür ist die Zulassung des Wirkstoffs auch zur Behandlung Erwachsener. Nach dem Höchststand von 2012 ist der Verbrauch leicht rückläufig, hält sich aber auf sehr hohem Niveau.

METHYLPHENIDAT

Methylphenidat (Handelsnamen zum Beispiel Ritalin®, Concerta®, Medikinet®) ist ein Arzneistoff, der zu den amphetaminähnlichen Substanzen gehört. Er unterliegt in Deutschland einer besonderen Verschreibungspflicht (Betäubungsmittelverschreibungsverordnung). Methylphenidat erhöht durch Wiederaufnahmehemmung die Konzentration von Dopamin im zentralen Nervensystem. Zudem wirkt er an Serotoninrezeptoren der Nervenzellen und wirkt somit serotoninähnlich. Methylphenidat wirkt allgemein anregend, unterdrückt Müdigkeit, Appetit und Verlangen nach Flüssigkeit und steigert kurzfristig die körperliche Leistung. Warnsignale wie Schmerz und Erschöpfungsgefühl können vermindert wahrgenommen werden. Folgende Nebenwirkungen werden beschrieben: Wachstumsverzögerung im Jugendalter, gastrointestinale Störungen (Übelkeit, Brennen in der Speiseröhre), Dermatitis, Hyperhidrosis, Pruritus, Schlaflosigkeit, Hypertonie, Tachykardie, Schwindel, Schläfrigkeit, Angstgefühle, Unruhe, Depressionen, Tics, Stimmungsschwankungen bis hin zur (selten) Suizidalität. Neben Methylphenidat stehen auch der selektive Noradrenalin-Wiederaufnahmehemmer Atomoxetin (ATX) und Amphetaminsulfat zur Behandlung von ADHS zur Verfügung.

Was sind die Voraussetzungen, damit die Diagnose ADHS bei Kindern gestellt werden darf?

Gemäß der International Classification of Diseases (ICD 10) – dem international gültigen Diagnose-Verzeichnis – ist die Diagnose ADHS dann gegeben, wenn ...

- mindestens sechs Monate mit Beginn des Vorschulalters folgende Symptome bereits vorhanden sind: fehlende Aufmerksamkeit, Überaktivität und Impulsivität, die in einem unangemessenen Ausmaß vorhanden und mit dem Entwicklungsstand des Kindes nicht zu vereinbaren sind.
- andere körperliche oder psychiatrische Erkrankungen für die Diagnose ADHS im Vorfeld ausgeschlossen worden sind.

Die Leitlinien zur Behandlung sehen vor, dass die Therapie neben medikamentösen Maßnahmen auch psychologische und pädagogische Therapien beinhalten muss. Die Realität sieht leider oft viel nüchterner aus und erschöpft sich häufig lediglich in der Verabreichung des Arzneistoffs Methylphenidat, nicht zuletzt mangels Therapieplätzen bei psychologischen Beratern. Unabhängig davon, ob die häufige Diagnosestellung und die damit verbundene therapeutische Konsequenz grundsätzlich oder im Einzelfall gerechtfertigt ist (dies zu beurteilen möchten wir Experten überlassen), scheinen viele Betroffene unter einem Dopaminmangel zu leiden. Wir sehen fast immer deutliche Verbesserungen unter einer Therapie, die eine Anhebung des Dopaminspiegels zum Ziel hat. Auch die aktuelle medizinische Forschung geht davon aus, dass – neben einer möglichen genetischen Disposition – eine Störung des Dopaminspiegels eine entscheidende Rolle bei der Krankheitsentstehung spielen könnte.

Tatsächlich erhöht Methylphenidat den Dopamin- und auch den Noradrenalinspiegel im zentralen Nervensystem. Das sehen wir auch bei unseren Patienten, deren Dopaminspiegel im Urin vor und nach Gabe von Methylphenidat gemessen wird. Mit einem erhöhten Dopamin- und Noradrenalinspiegel steigen auch Motivation, Stimmung und Wachheit. Dies lässt sich allerdings in vielen Fällen über einen Zeitraum von wenigen Wochen auch durch unser Natürlich-high-Programm – nebenwirkungsfrei – erreichen.

Die recht hohe Therapieversagerquote (immerhin circa 30 Prozent) von Methylphenidat zeigt, dass Dopaminmangel nicht der alleinige Grund für ein ADHS-Syndrom sein kann. Wir sehen häufig auch eine Störung im GABA-Glutamat-Gleichgewicht als Ursache, die naturgemäß gar nicht auf Methylphenidat ansprechen kann.

Daher raten wir allen Betroffenen zunächst einmal, eine genaue Analyse der Neurotransmitter vorzunehmen, bevor voreilig zu einem Betäubungsmittel (!) gegriffen wird.

LABORDIAGNOSTIK DOPAMINSTOFFWECHSEL

Die moderne Labordiagnostik lässt durch Urintests Rückschlüsse auf den Dopaminspiegel im Gehirn zu. Falls ein Mangel festgestellt wird, wäre es im zweiten Schritt sinnvoll, die Bau-, Hilfs- und Betriebsstoffe Phenylalanin, Tyrosin und die Co-Faktoren, vor allem Vitamin C, Vitamin B_6 (P5P), Folsäure, Vitamin D, Vitamin B_3 und Eisen, EPA und DHA, zu untersuchen.

Noradrenalin – der Aktivator

Was fehlt uns noch zu unserem Glück, wenn wir bereits Optimismus, Zufriedenheit, Wachheit und Aufmerksamkeit erreicht haben?

Die geistigen Voraussetzungen für unser Weiterkommen liefert Dopamin, aber die Umsetzung, die (längere) Konzentration, das geistige Durchhaltevermögen, das Gedächtnis – dafür ist Noradrenalin zuständig. Wenn wir über ausreichend Dopamin verfügen, uns aber Noradrenalin fehlt, haben wir zwar hochtrabende Pläne, sie bleiben aber Luftschlösser, wenn keine Taten folgen. Geht es dir manchmal so? Hast du viele gute Ideen, aber die Umsetzung scheitert regelmäßig? Dann fehlt dir vermutlich der Tritt in den Hintern namens Noradrenalin. Erst das Duo Dopamin und Noradrenalin gemeinsam ist in der Lage, dass wir Pläne und Ziele nicht nur entwerfen, sondern diese auch umsetzen und somit letztendlich erreichen können.

»Der Geist ist willig, aber das Fleisch ist schwach« – steht schon in der Bibel. Kein Satz beschreibt einen isolierten Noradrenalinmangel so gut. Mit vollen Dopaminspeichern haben wir tausend gute Ideen, aber es hapert an der Umsetzung (durch Noradrenalin).

Noradrenalin – die Halbschwester von Dopamin – entsteht in den Zellen des Locus caeruleus im Rautenhirn aus Dopamin durch nur eine einzige enzymatische Umwandlung, die als Co-Faktoren jedoch reichlich Kupfer, Vitamin C und Vitamin B_3 benötigt. Oftmals liegen Dopamin- und Noradrenalinmangel gleichzeitig vor, es kann aber auch zum Beispiel bei Vitamin-C- oder Kupfermangel zu einem isolierten Noradrenalinmangel kommen.

Der Bauplan zeigt: Eigentlich sind es nur die Co-Faktoren Vitamin C und Kupfer, die wir in den Fokus nehmen müssen. Vitamin-C-Mangel kommt immer noch vor, vor allem, wenn wenig Gemüse und Obst verzehrt werden. Bei Stress erhöht sich der Verbrauch an Vitamin C allein für die Produktion der Stresshormone an der Nebenniere.

Ähnlich sieht es mit Kupfer aus. Kupfermangel ist recht häufig. Gute Kupferquellen sind Hülsenfrüchte, Fische, Leber, Nüsse und Samen. Bei einer einseitigen Ernährung mit überwiegend Weißmehlprodukten kann es zu einem Kupfermangel kommen. Zudem wird Kupfer auch benötigt, um Histamine (zum Beispiel aus Alkohol) abzubauen.

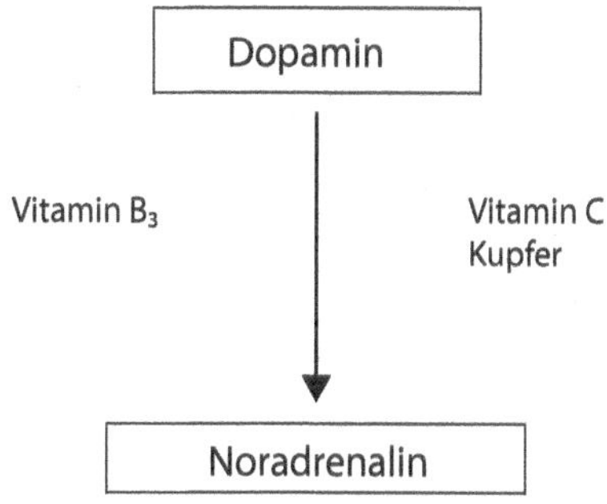

Der Bauplan für Noradrenalin

LABORDIAGNOSTIK NORADRENALINSTOFFWECHSEL

Die moderne Labordiagnostik lässt durch Urintests Rückschlüsse auf den Noradrenalinspiegel im Gehirn zu. Falls ein Mangel festgestellt wird, wäre es im zweiten Schritt sinnvoll, die Bau-, Hilfs- und Betriebsstoffe, also Kupfer, Vitamin C und Vitamin B_3, zu untersuchen. Es sollte immer auch der Dopaminspiegel mitbestimmt werden.

Wenn Serotonin und Dopamin wieder verfügbar sind, strotzen wir vor Optimismus, Zufriedenheit, Motivation, Aufmerksamkeit und – mit einem hohen Noradrenalinspiegel – verfügen auch über ein verbessertes Gedächtnis und mehr Konzentration. Müssten wir jetzt nicht endlich natürlich high sein? Noch nicht ganz. Ein wichtiger Aspekt fehlt uns noch. Last, but not least erläutern wir nachfolgend den häufigsten Botenstoff des zentralen Nervensystems: die Gammaaminobuttersäure, auch kurz GABA genannt.

GABA (Gammaaminobuttersäure) – das natürliche Valium

Die Evolution hat uns mit einer guten Portion körpereigenem Beruhigungsmittel ausgestattet: GABA. Kein Neurotransmitter kommt so häufig in unserem Nervensystem vor – etwa 1000-fach häufiger als Noradrenalin und Dopamin.

Er nimmt eine Sonderstellung unter den Glückshormonen ein. Während Serotonin, Dopamin und Noradrenalin über Synapsen transportiert werden, entfaltet GABA seine Wirkung etwas anders. Es dockt direkt an den GABA-Rezeptoren in der Zellmembran an und wirkt so wie Sand im Getriebe. Wenn GABA andockt, dann werden alle Reize langsamer weitergeleitet. Es ist unser Anti-Burn-out-Hormon, unser Schutzschild gegen die Reizüberflutung des Alltags. Mit ausreichenden Mengen an GABA können unsere Nervenzellen regenerieren, ohne wird es schwierig. Ist es nicht interessant, dass die Evolution uns mit so viel GABA bedacht hat? Regelmäßige Entspannung und Erholung sind scheinbar ein von der Evolution gewolltes Konzept.

GABA kommt nicht nur im zentralen Nervensystem vor, sondern auch im Darm, im Hormonsystem und in den Nebennieren. Wenn du Kraftsport machst, kennst du GABA vielleicht als viel gepriesenes Nahrungsergänzungsmittel, das den Muskelaufbau unterstützt. Ja, das tut es wirklich, indem es die Bildung von Wachstumshormonen fördert. Das GABA in Nahrungsergänzungsmitteln kann aber die Blut-Hirn-Schranke nicht passieren, daher müssen wir – um GABA im zentralen Nervensystem zu erhöhen – anders vorgehen.

Wie fühlt sich ein guter GABA-Spiegel an? »Ich schlafe jetzt wie ein Baby – tief und fest, vor allem ohne lästiges nächtliches Toilette-Aufsuchen«, sagte uns ein Patient, dessen GABA-Spiegel erfolgreich nach oben korrigiert wurde. Während Melatonin (aus Serotonin) eher für ein gutes Einschlafen und für den Schlaf der ersten Nachthälfte zuständig ist, ist GABA für das Durchschlafen ab zwei Uhr morgens verantwortlich. Wenn GABA fehlt, liegen wir oft ab zwei oder drei Uhr wieder wach und können nur schwer wieder einschlafen.

GABA hat zudem eine angstlösende und stark beruhigende Wirkung. Wenn unser GABA-Spiegel hoch ist, lassen wir uns nicht so schnell erschüttern. Wir bleiben ruhig und entspannt. Bei GABA-Mangel wird uns alles schnell zu viel. Wir empfinden alles als zu laut, zu hektisch, zu schnell. Tinnitus, bei dem keine Ursache (zum Beispiel Durchblutungsstörungen des Innenohrs) festgestellt wurde, ist häufig die Folge eines GABA-Mangels.

Machst du aus jeder Mücke einen Elefanten? Fährst du leicht aus der Haut? Dann fehlt dir vermutlich GABA.

GABA kann noch mehr: Es lässt unsere Muskulatur entspannen, vor allem auch während des Schlafens. Bei GABA-Mangel spannen wir unbewusst tagsüber unsere Muskulatur an und entspannen nicht ausreichend während der Tiefschlafphasen – mit der Folge, dass wir morgens »wie gerädert« und mit erhöhtem Blutdruck aufwachen.

Die Pharmakologie hat mit dem Wirkstoff Diazepam (Valium®) ein wirksames Medikament entwickelt, das die GABA-Wirkung verstärkt. Wer schon einmal Valium eingenommen hat, weiß, dass sich kurz nach der Einnahme ein starkes Entspannungsgefühl einstellt, das auch noch über die nächsten Tage anhalten kann. Aber das ist gar nicht nötig, denn GABA lässt sich auch selber herstellen.

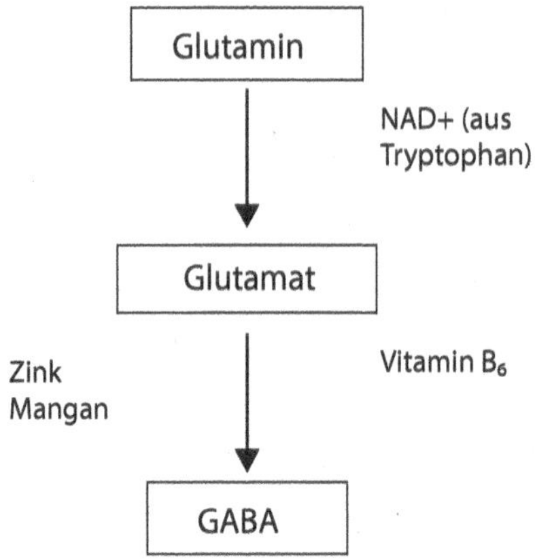

Der Bauplan für GABA

Wer GABA betrachtet, kommt an seiner Halbschwester Glutamat nicht vorbei. Glutamat hat eine doppelte Funktion: Es ist zum einen die Vorstufe von GABA und gleichzeitig sein wichtiger Gegenspieler.

Glutamat sorgt – wenn es in physiologischen Mengen produziert wird – für Motivation, Konzentration und ein gutes Gedächtnis. Wenn es unter Dauerstress zu viel produziert wird, führt es zu Unruhe und Angststörungen. Zudem kann es in sehr hohen Mengen Nervengewebe zerstören. Ein Glutamatmangel hingegen kann mit Konzentrations- und Aufmerksamkeitsstörungen einhergehen – ähnlich wie ein Dopaminmangel. Oft steckt hinter einer ADHS-Symptomatik (auch) ein Glutamatmangel. Es ist nicht verwunderlich, dass diese ADHS-Form dann nicht auf die typische Medikation mit Ritalin® und Co. anspricht, die ja darauf abzielt, Dopamin zu erhöhen. Daher empfehlen wir bei den spezifischen Symptomen immer, zunächst einmal zu prüfen, ob ein Dopamin- oder doch vielleicht ein Glutamatmangel vorliegt.

Bei ausreichend hohen Vitamin B_6-, Mangan- und Zinkspiegeln wird ein Zuviel an Glutamat in GABA umgewandelt, sodass die schädliche Wirkung von Glutamat abgepuffert wird. Entscheidend ist also die Balance – also der regelrechte Umbau von Glutamat zu GABA. Daher sind Zink, Mangan und Vitamin B_6 das Zünglein an der Waage.

E 621: MONONATRIUMGLUTAMAT

Mononatriumglutamat ist eine natürlich vorkommende Aminosäure und wird im Körper selbst hergestellt. Als Geschmacksverstärker kommt es in Lebensmitteln vor und wird mit der Ziffer E 621 gekennzeichnet. Das »Chinarestaurant-Syndrom« wird mit Mononatriumglutamat in Verbindung gebracht, da es bei einigen Menschen zu pseudoallergischen Symptomen wie Atemnot, Ausschlag und Gesichtsschwellung nach dem Verzehr dieses Geschmacksverstärkers kommen kann. Es konnte bislang nicht nachgewiesen werden, ob Mononatriumglutamat einen Einfluss auf den Glutamatspiegel im Gehirn hat und somit indirekt auch auf GABA wirken kann. Bei Erwachsenen scheint es nicht die Blut-Hirn-Schranke passieren zu können. Bei Neugeborenen ist dies aber grundsätzlich noch möglich, daher ist der Geschmacksverstärker für Babynahrung in Deutschland nicht zugelassen.

Ein GABA-Mangel ist fast immer die Folge zu geringer Vitamin B_6-, Zink- oder Manganspiegel im Gehirn. Natürlich kann auch Glutamat fehlen, sodass wir einen Glutamat- und gleichzeitig einen GABA-Mangel haben. Eine äußerst ungünstige Situation, die aber nicht so häufig vorkommt. In diesem Fall hilft es, den Glutamataufbau über die Aminosäure Glutamin und NAD+, ein Abbauprodukt von Tryptophan (siehe Serotoninstoffwechsel!), anzukurbeln.

Glutamin kommt zwar in vielen Nahrungsmitteln, vor allem in Fleisch, Fisch und Milchprodukten, reichlich vor, wird aber auch an vielen Stellen im Körper benötigt. Insbesondere der Darm benötigt große Mengen an Glutamin, um seine Schleimhautzellen zu regenerieren. Wenn eine Darmentzündung vorliegt, erhöht sich der Bedarf noch einmal. Bei chronischen Darmentzündungen bleibt oft nicht ausreichend Glutamin übrig, sodass sich Darmstörungen auf diese Weise auch auf das Glutamat-GABA-Gleichgewicht auswirken können.

PROGESTERON

Der Körper kann Progesteron aus Cholesterin selbst herstellen. Es ist das Vorläuferhormon von Cortisol, Testosteron und den Östrogenen. Bei niedrigem Progesteronspiegel kommt es daher zwangsläufig zu einem Mangel an diesen beiden Hormonen. Bei Frauen wird es überwiegend aus dem Gelbkörper hergestellt und nach dem Eisprung in der zweiten Zyklushälfte ins Blut abgegeben. Bei Männern wird Progesteron in den Nebennieren und in den Hoden gebildet.

Dieses Hormon hat unzählige Aufgaben: Es ist bei Frauen vor allem der Gegenspieler des Östrogens und bei Männern des Testosterons. Es wirkt so ausgleichend auf den Hormonspiegel und kann sogar vor Tumorerkrankungen der Brust und der Geschlechtsorgane schützen: Denn wo Östrogen das Zellwachstum anregt, kann Progesteron ausgleichend auf die Zellteilung wirken. Bei Männern wirkt es stark schützend auf die Zellen der Prostata.

Problematisch ist, wenn – dies betrifft vor allem Frauen – zu wenig Progesteron gebildet wird. In der zweiten Zyklushälfte sollte nach dem Eisprung um den 22. Zyklustag der Spiegel für Progesteron am höchsten sein. Findet kein Eisprung statt oder wird trotz eines Eisprungs zu wenig Progesteron im Verhältnis zum Östrogen gebildet (wir sprechen dann auch von einer »Östrogendominanz«), kommt es häufig zu Beschwerden wie depressiver Verstimmung, Weinerlichkeit und Schlafstörungen. Aber auch körperliche Beschwerden wie Wassereinlagerungen und Verstopfung können auftreten.

Neben dem GABA-Spiegel selbst ist für unser Natürlich-high-Gefühl auch entscheidend, wie gut GABA an den Rezeptoren der Nervenzellen andocken kann. Dies wird zum einen von Serotonin unterstützt. Wenn es fehlt, funktioniert GABA einfach nicht mehr so effektiv. Daher kommt ein Serotonin-GABA-Mangel sehr häufig in Kombination vor.

Zum anderen hat das Geschlechtshormon Progesteron ebenfalls großen Einfluss auf die Andockfähigkeit. Frauen, die unter Progesteronmangel leiden, klagen neben typischen prämenstruellen Symptomen auch häufig über Schlafstörungen, innerer Unruhe und vermehrter Ängstlichkeit. Dies hat mit der schlechteren GABA-Wirkung zu tun.

Dass Progesteron sich auf unsere Glückshormone – speziell auf GABA – auswirkt, ist immer noch viel zu wenig bekannt. Deutschlands bekannteste Gynäkologin, Frau Prof. Dr. Ingrid Gerhard, kennt sich mit den vielfältigen Wirkungen von Progesteron aus. Wir haben uns mit ihr ausführlich unterhalten.

Welche Bedeutung hat Progesteron bei Männern und bei Frauen für das seelische Wohlbefinden?

Progesteron wirkt an den GABA-Rezeptoren und kann – sofern die Dosis stimmt – einen beruhigenden und schlaffördernden Effekt ausüben. Die physiologisch richtige Menge Progesteron wirkt also auch im Gehirn und nicht nur im Bereich der Eierstöcke. Dies ist ein ganz wichtiger Aspekt, der im Bereich psychiatrischer Erkrankungen oft nicht berücksichtigt wird.

Wie wirkt sich Dauerstress auf den Progesteronspiegel aus?

Bei Dauerstress aktiviert der Körper die Ausschüttung von Cortisol in der Nebennierenrinde. Da Cortisol aus Progesteron hergestellt wird, sinkt der Progesteronspiegel infolge des erhöhten Verbrauchs. In der Folge bleiben Eisprünge aus und es kommt häufig zu einer Östrogendominanz. Daher ist Dauerstress auch eine ungünstige Voraussetzung, um schwanger zu werden. Bei Dauerstress steigt auch der Prolaktinspiegel und sorgt ebenfalls für ein sinkendes Progesteron. Auch Männer können einen Progesteronmangel entwickeln, der dann oft zu einem Testosteronmangel führt.

Ganz entscheidend ist aber auch, dass Dauerstress und der damit verbundene Progesteronmangel sich negativ auf die Funktion von GABA auswirkt. Daher klagen Frauen (aber auch Männer) in diesen Fällen unter Reizbarkeit, depressiven Verstimmungen und Schlafstörungen. Progesteronmangel ist in der heutigen Zeit mit den vielfachen Stressbelastungen leider sehr häufig und kann zu starken Einschränkungen der Lebensqualität führen. Leider wird diesem Phänomen in der normalen gynäkologischen Sprechstunde kaum Beachtung geschenkt.

Wie kann man einen Progesteronmangel feststellen?

Für Frauen mit regelmäßigem Zyklus ist es sinnvoll, am 22. Zyklustag eine Blutabnahme durchzuführen. Es bietet sich an, bei der Gelegenheit auch die anderen Geschlechtshormone – Östrogen und Testosteron – sowie die Nebennierenrindenhormone Cortisol und DHEA zu bestimmen.

Frauen nach den Wechseljahren und Männer können die Laboruntersuchung zu jedem Zeitpunkt durchführen.

Mit welchen natürlichen Mitteln lässt sich der Progesteronhaushalt stabilisieren?

Bei Progesteronmangel, der aufgrund von Dauerstress entstanden ist, sollte zunächst einmal dafür gesorgt werden, dass der tägliche Stress deutlich abnimmt. Alles, was für Entspannung sorgt, ist sinnvoll: Waldspaziergänge, Sport, Yoga, Meditation und nicht zu vergessen ausreichend Schlaf.

Oft steckt auch nur ein Vitamin-B_6-Mangel hinter einem Progesteronmangel. Ohne Vitamin B_6 funktioniert nicht nur die Glückshormonsynthese nicht, sondern die Umwandlung von Cholesterin in Progesteron kommt ebenfalls zum Erliegen. Die Antibabypille im Übrigen ist der wichtigste Vitamin-B_6-Räuber bei Frauen.

Ich setze daher gerne auch Pflanzenheilmittel ein, die ausgleichend auf die Stress- und Hormonachse wirken, wie zum Beispiel Alchemilla (Frauenmantel), Agnus castus (Mönchspfeffer), Engelwurz und Traubensilberkerze.

Wann wäre eine reine Hormonersatztherapie angebracht?

Wenn es nicht gelingt, mit Verbesserungen des Lebensstils, der Ernährung, Nahrungsergänzungen und Phytotherapeutika das Befinden zu verbessern, sollte eine laborkontrollierte (!) Therapie mit bioidentischem Progesteron erfolgen.

Diese Darreichungsform ist etwas völlig anderes als die synthetischen Gestagene, wie sie für die Antibabypille, die Hormonspirale, bei Zyklusstörungen und oft auch bei Hormonen in den Wechseljahren verabreicht werden. Über Tabletten, Cremes und Ovula kann die individuell richtige Dosierung an Progesteron verabreicht werden, was sich oft bereits im ersten Zyklus positiv auf die Stimmung auswirkt.

Wir sehen in der Praxis einen – wie wir finden – zunehmend sehr sorglosen Umgang mit bioidentischem Progesteron, das sich über das Internet oder über den Hausarzt besorgt wird. Ohne Laborkontrolle wird geschluckt oder geschmiert. Welche Gefahren kann dies haben? Was sind die Folgen von zu viel Progesteron für den Körper?

Zu viel Progesteron macht energielos und müde und kann das Krebsrisiko möglicherweise erhöhen. Auf der anderen Seite wird bei Frauen mit Östrogenmangel auch oft als Erstes Progesteron gegeben, was natürlich unsinnig ist, denn erst mal müsste der Östrogenmangel verbessert werden. Daher sollten alle Hormone vor einer Therapie getestet werden. Berücksichtigen Sie bitte, dass Hormone in winzigsten Konzentrationen bereits hochwirksam sind und nur in Zusammenarbeit mit einem Therapeuten, der auf Hormone spezialisiert ist, sinnvoll eingesetzt werden sollten. Von einer Eigentherapie kann ich daher nur abraten.

Frau Prof. Dr. Gerhard, wir danken für dieses Gespräch.

LESETIPP

Ingrid Gerhard: *Das Frauen-Gesundheitsbuch*, Trias Verlag 2014, und der erfolgreiche Blog www.netzwerk-frauengesundheit.com

Gerade in der heutigen Zeit, die geprägt ist von vielen verschiedenen Stressfaktoren, sollte der GABA-Spiegel besonders unterstützt werden. Mit hohen Spiegeln bekommen wir eine gesunde Distanz zu den alltäglichen Problemen, die uns sonst zu schnell »auf die Nerven gehen«

Um das GABA-Glutamat-Gleichgewicht aufrechtzuerhalten, können die Nervenzellen auch verschiedene Hilfsstoffe nutzen. Zum einen die Aminosäure Theanin, die in grünen und schwarzen Teeblättern vorkommt. Da Theanin bei der Fermentation abgebaut wird, hat grüner Tee einen höheren Theaninanteil als schwarzer Tee.

Der beruhigende Effekt von grünem Tee ist vor allem auf diesen kleinen Proteinbaustein zurückzuführen. Er hat eine ähnliche chemische Struktur wie Glutamat und kann leicht in GABA umgewandelt werden, wenn ausreichend Vitamin B_6, Zink und Mangan anwesend sind.

Ein weiterer Hilfsstoff ist Glycin. Glycin ist die kleinste Aminosäure und gilt auch als eigener Neurotransmitter. Sie wirkt ähnlich wie GABA und kann so bei einem Mangel unterstützende Hilfe leisten. Sie wirkt recht schnell und zuverlässig. Glycin kommt besonders reichlich in Nüssen, Kürbiskernen und im kollagenen Gewebe (Knochen, Gelenke) von Tieren vor.

Das Protein Taurin ist das Abbauprodukt der Aminosäuren Methionin und Cystein und ist Bestandteil der Muskel- und Gehirnzellen. Gemeinsam mit Magnesium hat es eine indirekt unterstützende Wirkung auf GABA.

LABORDIAGNOSTIK GABA-STOFFWECHSEL

Die moderne Labordiagnostik lässt durch Urintests Rückschlüsse auf den GABA-Stoffwechsel im Gehirn zu. Falls ein Mangel festgestellt wird, wäre es im zweiten Schritt sinnvoll, die Bau-, Hilfs- und Betriebsstoffe, vor allem Glutamin, Vitamin B_6, Zink und Mangan, zu untersuchen. Es sollte immer auch der Glutamatspiegel mitbestimmt werden.

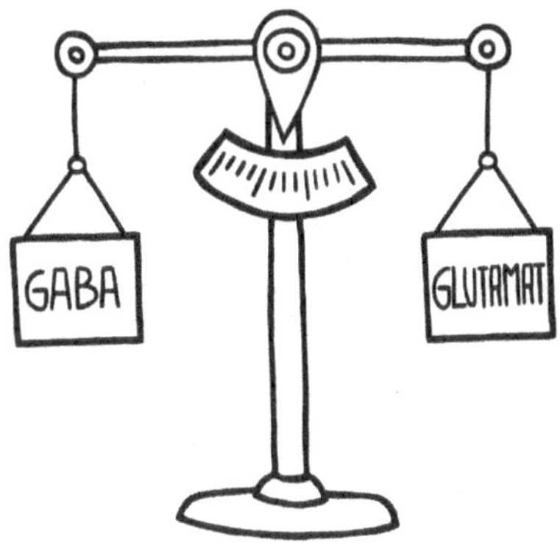

Das GABA-Glutamat-Gleichgewicht

WAS DEINE NERVENZELLEN NÄHRT

Nervenzellen sind sehr sensibel und gleichzeitig auch anspruchsvoll. Damit sie ihre Aufgaben erfüllen und für uns fortwährend Glückshormone produzieren, benötigen sie von ihren Besitzern liebevolle Pflege. Die Besitzer wissen oft gar nicht, wie sie ihre Nervenzellen pflegen müssen, und so kommt es im Laufe des Lebens zu Einbrüchen in der Glückshormonproduktion.

Die gute Nachricht: Schon kleine Änderungen im Lebensstil können die Nervenzellen wieder in ihrer Funktion stärken und so unser Natürlich- high-Gefühl wiederherstellen. Sie betreffen die Bereiche Ernährung, Darmgesundheit, Lichthygiene und Bewegung.

Im Folgenden erläutern wir die Hintergründe und geben vor allem auch Hinweise, wie du deine Nervenzellen unterstützen kannst.

Nervennahrung oder: Dein Gehirn ist, was du isst

Im Jahr 2017 führten australische Forscher eine interessante Studie durch. Alle 67 Probanden litten an schweren Depressionen. 31 Teilnehmer erhielten im Rahmen dieser Untersuchung eine Ernährungsumstellung auf eine mediterrane Kost mit reichlich Obst und Gemüse, Fisch, rotem Fleisch und essenziellen Fettsäuren. Gleichzeitig sollten Süßigkeiten, gesüßte Getränke, Frittiertes und Fast Food gemieden werden. Die restlichen Probanden änderten ihre Ernährungsgewohnheiten nicht. Bereits nach zwölf Wochen ging es den 31 »Mediterranen« deutlich besser. Diese Studie war die erste, die systematisch die Wirkungen bestimmter Nahrungsmittel auf den Verlauf schwerer Depressionen untersuchte.

Was uns gewundert hat, war nicht das Ergebnis, sondern dass sich erst vor zwei Jahren Forscher wissenschaftlich mit dem Zusammenhang von Ernährung und Depressionen beschäftigt haben.

Damit Nervenzellen ausreichende Mengen an Glückshormonen synthetisieren können, benötigen sie in erster Linie die in den Bauplänen bereits genannten Stoffe. Die Baustoffe sind die Grundbausteine unserer Glückshormone: Tyrosin, Phenylalanin, Glutamin und Tryptophan. Die Betriebsstoffe sind Stoffe, auf die unsere Enzyme angewiesen sind, die die Glückshormone aus den Baustoffen herstellen: die Vitamine B_3, B_6, B_{12}, Vitamin C, Vitamin D, Zink, Methionin (SAMe), Magnesium, Mangan, Eisen, Folat (Folsäure). Die Hilfsstoffe sind wichtige Unterstützer im Hintergrund. Sie schützen die Nervenzellen, verbessern die Weiterleitung der Botenstoffe oder regulieren Ungleichgewichte: Theanin, Taurin, Glycin, Omega-3-Fettsäuren DHA und EPA, Jod.

Jeder, der verstanden hat, dass wir für die Glückshormone essenzielle Bau-, Hilfs- und Betriebsstoffe benötigen, weiß auch, dass ein Mangel an diesen einen Einbruch in der Glückshormonsynthese nach sich ziehen muss. Dazu bedarf es keiner wissenschaftlichen Studie.

Eigentlich sollten deine Nahrungsmittel grundsätzlich so ausgewählt sein, dass die Versorgung all deiner 50 Billionen Körperzellen sichergestellt ist. Unterschiedliche Zellen haben unterschiedliche Ansprüche. Wir werden uns im Folgenden aber speziell um die Bedürfnisse deiner Nervenzellen kümmern.

Überprüfe doch einmal anhand unserer Tabelle, ob du möglichst täglich von den angegebenen Nahrungsquellen isst.

Glückshormonnährstoff	**Funktionen**	**Gute Nahrungsquellen**
Tryptophan	Aufbau von Serotonin und Melatonin, Proteinsynthese der Muskulatur	Cashewkerne, Eier, Haselnüsse, Amaranth, Kürbiskerne, Kakao, Hirse, Sojabohnen, Sonnenblumenkerne, Weizenkeime, Buchweizen, Fleisch, Bohnen, Bananen, Quark
Phenylalanin	Vorstufe der Aminosäure Tyrosin	Cashewkerne, Camembert, Mandeln, Nüsse, Erdnüsse
Tyrosin	Aufbau von Dopamin und Noradrenalin, Aufbau von Schilddrüsenhormonen, Aufbau von Melanin (Hautpigment)	Milchprodukte, Fleisch, Eier, Walnüsse, Sojabohnen
Glutamin	Aufbau von GABA, Darmschleimhautregeneration	Rohkakao, Fleisch, Milch, Hülsenfrüchte, Käse
Vitamin B_3	Aufbau von Serotonin, Dopamin und Noradrenalin	Pistazien, Bohnen, grünes Gemüse, Fisch, Pilze, Geflügel, Nüsse
Vitamin B_6	Aufbau von Serotonin, Dopamin und Noradrenalin, GABA und Progesteron, Leberentgiftung, Blutbildung	Pistazien, Bierhefe, Fisch, Geflügel, grünes Blattgemüse
Vitamin B_{12}	Wirkt mit beim SAMe-Aufbau, Blutbildung, Zellteilung	Fleisch, Leber, Fisch, Eier, Milchprodukte
Methionin	Vorstufe von SAMe, Melatoninsynthese, Serotonin-Wiederaufnahmehemmer, Antioxidans	Fleisch, Fisch, Leber, Eier, Milchprodukte, Brokkoli, Sojabohnen, Kichererbsen
Theanin	Regulation der GABA-Glutamat-Balance	Grüner Tee, schwarzer Tee

Glückshormon-nährstoff	**Funktionen**	**Gute Nahrungsquellen**
Glycin	Regulation der GABA-Glutamat-Balance, Aufbau des Zellentgifters Glutathion	Fleisch, Fisch, Knochen(mark), Linsen
Folat (Folsäure)	Aufbau von Serotonin, Dopamin und Noradrenalin, Blutbildung, Nervenstoffwechsel	Leber, grünes Blattgemüse, Weizenkeime, Kichererbsen
Eisen	Blutbildung, Aufbau von Serotonin, Dopamin, Noradrenalin	Fleisch, Leber, Mandeln, Pfifferlinge, Brennnessel, Haselnüsse
Magnesium	Aufbau von Serotonin, Aktivierung von über 300 Enzymen, wichtig für den Vitamin-D-Stoffwechsel, Energiebildung (ATP) in den Mitochondrien	Rohkakao, Bananen, grüne Gemüse und Salate, Nüsse
Vitamin C	Aufbau von Serotonin, Dopamin und Noradrenalin, Immunfunktion, Wundheilung, Kollagen, Eisenstoffwechsel	Rohes Gemüse und Obst
Vitamin D	Aufbau von Serotonin, Dopamin und Noradrenalin und GABA, Immunregulation, Knochenstoffwechsel	In Spuren: Hühnerei, Leber (der Vitamin-D-Bedarf kann durch die Nahrung nicht gedeckt werden)
Zink	GABA-Aufbau, Immunsystem, Haut, Haare, Nägel, Enzymaktivator	Fleisch, Innereien, Meeresfrüchte, Spinat, Beerenobst
Jod	Schutz der Nervenzellen, Schutz der Brustzellen, Schilddrüsenhormonsynthese, Immunsystem, Antioxidans	Meeresfrüchte, Meeresalgen, Seefisch
Mangan	Bildung von GABA und SAMe, Knochen- und Knorpelstoffwechsel, Antioxidans	Hülsenfrüchte, Nüsse, grünes Blattgemüse, Sellerie, Bananen

Glückshormon-nährstoff	Funktionen	Gute Nahrungsquellen
Taurin	Regulation der GABA-Glutamat-Balance	Fleisch vom Weidevieh
Omega-3-Fettsäure EPA	Aufbau von Nervenzellen, Entzündungsregulator	Meeresalgen, Seefisch, Fleisch vom Weidevieh
Omega-3-Fettsäure DHA	Aufbau von Nervenzellen, Entzündungsregulator	Meeresalgen, Seefisch, Fleisch vom Weidevieh
Kupfer	Aufbau von Noradrenalin, Abbau von Histamin, Blutbildung	Fisch, Leber, Nüsse

Oft ist es nicht nur die Nahrungsauswahl, die uns im Mangel leben lässt, sondern auch eine unzureichende Menge. Wer ab und zu mal Fisch ist, wird sicherlich nicht ausreichende Mengen an Omega-3-Fettsäuren zu sich nehmen. Wer sich überwiegend vegan ernährt, hat in der Regel einen Zink-, Vitamin-B_{12}- und Eisenmangel.

Du siehst, in der Realität ist es schwierig, all die oben genannten Nährstoffe in ausreichender Menge zuzuführen. Hinzu kommt, dass dein Bedarf an Nährstoffen sich deutlich erhöht, wenn du chronischen Stress hast, rauchst, regelmäßig Alkohol trinkst, viel Sport treibst oder an einer chronischen Krankheit leidest. In diesen Fällen ist es eigentlich kaum mehr möglich, den Bedarf an Nährstoffen alleine über die Nahrung abzudecken. Bei chronischen Stressbelastungen steigt der Mikronährstoffbedarf mindestens auf das Doppelte an.

Unabhängig von der jeweiligen Ernährungsform und von Lebensstilfaktoren sehen wir aufgrund von Labormessungen bei fast allen (!) Patienten eine mangelhafte Versorgung mit den folgenden Mikronährstoffen:

- Omega-3-Fettsäure DHA
- Omega-3-Fettsäure EPA
- Jod
- Folat (Folsäure)
- Vitamin D

Die Versorgung mit Vitamin D hat sich durch Aufklärungskampagnen in den letzten Jahren zwar verbessert, aber die Masse der Bevölkerung liegt immer noch nicht im optimalen Bereich, besonders nicht in den Wintermonaten. Wir gehen auf das Thema Vitamin D in diesem Kapitel noch genauer ein. Neben den oben erwähnten Nährstoffen ist auch ein Magnesiummangel recht häufig. Darüber hinaus sind Frauen, speziell im gebärfähigen Alter, oft nicht ausreichend mit Eisen und Vitamin B_6 versorgt.

Unsere eigenen Erhebungen scheinen repräsentativ für die Versorgungssituation in der Gesellschaft zu sein: In regelmäßigen Abständen lässt die Bundesregierung dem Volk auf den Teller schauen. Das letzte Mal in den Jahren 2005 bis 2007. Im Rahmen der Nationalen Verzehrsstudie II (NVSII) wurden über 20 000 Menschen zwischen 14 und 80 Jahren in allen Teilen Deutschlands nach ihren Ernährungsgewohnheiten befragt.

Die Antworten wurden ausgewertet und die Ergebnisse im Jahre 2008 veröffentlicht. Hier einige Auszüge: »Bei den meisten Vitaminen entspricht die Zufuhr den Referenzwerten* für die Nährstoffzufuhr, deutlich darunter liegt die Zufuhr bei Vitamin D und Folsäure.« »Ein Risikonährstoff in der Bevölkerung ist Jod. Wenn kein Jodsalz verwendet wird, erreichen 96 Prozent der Männer und 97 Prozent der Frauen die Empfehlung für die Jodzufuhr nicht.« Bedauerlicherweise wurden zu den essenziellen Omega-3-Fettsäuren EPA und DHA oder den Aminosäuren Tyrosin, Tryptophan, Phenylalanin und Glutamin keine Aussagen gemacht.

Fazit: Du kannst davon ausgehen, dass auch du mindestens an einem EPA-, DHA-, Jod- und Folsäuremangel leidest. Wir möchten dir daher ein wenig mehr über diese Nährstoffe erzählen und wie du sie in deine Ernährung einbauen kannst.

* Zu den Referenzwerten muss angemerkt werden, dass die einzelnen Referenzwerte für die Nährstoffzufuhr von der Deutschen Gesellschaft für Ernährung (DGE) festgesetzt und von vielen Ernährungsexperten als zu niedrig erachtet werden.

Ölwechsel für die Gehirngesundheit »*Das größte Nahrungsdefizit, von dem westliche Länder heute betroffen sind, ist die mangelhafte Versorgung mit Omega-3-Fettsäuren.*«

Prof. Dr. med. R. Béliveau

Um ein Gefühl von natürlich high (er-)leben zu können, ist es entscheidend, die Nervenzellen mit den richtigen Fettsäuren – vor allem mit DHA und EPA – in ausreichender Menge zu füttern. Die Ökotrophologin Ulrike Gonder: »Für eine optimale Gehirnfunktion sollten Omega-6- und Omega-3-Fettsäuren in einem ausgewogenen Verhältnis stehen – am besten 5 : 1 oder niedriger –, um pro- und antientzündliche Faktoren in der Waage zu halten.« Wir benötigen also beide: Die richtigen Omega-3-Fettsäuren, vor allem EPA und DHA, sowie die Omega-6-Fettsäure Arachidonsäure. Das richtige Verhältnis wirkt sich positiv auf die Funktion der Nervenzellen aus. Die Versorgung mit Omega-6-Fettsäuren ist in der Regel durch unsere Ernährung mehr als sichergestellt. Problematisch ist jedoch die Versorgung mit EPA und DHA.

Die EFSA (European Food Safety Authority – Europäische Behörde für Lebensmittelsicherheit) empfiehlt, täglich mindestens 250 Milligramm DHA und 250 Milligramm EPA zu essen. Ein Konsum von bis zu fünf Gramm pro Tag gilt gemäß EFSA als unbedenklich.

Bei Glückshormonmangel und EPA- und DHA-Mangel empfehlen wir 2000 Milligramm bis 4000 Milligramm täglich.

Iss Algen und Weidefleisch!

Dies kannst du erreichen, wenn du zum Beispiel ...

- 100 Gramm fetten Seefisch (zum Beispiel Hering) – liefert 1000 Milligramm DHA und 1700 Milligramm EPA – oder
- 2 Esslöffel Algenöl isst.

Weitere EPA- und DHA-Quellen sind …

- fetter Seefisch wie Makrele, Hering, Sardinen aus dem Nordostatlantik, Wildlachs,
- Meeresfrüchte,
- Meeresalgen,
- Fleisch von Tieren aus Weidehaltung,
- Wildfleisch.

Zum Braten eignen sich Omega-3- und -6-Fettsäuren leider gar nicht, ihre chemische Struktur wird durch hohe Hitze zerstört. Hier eignen sich stabile, gesättigte Fette, wie Butter, Ghee, Butterschmalz aus Weidetierhaltung oder Kokosfett besser.

Die Alpha-Linolensäure (ALA) ist die einzige Omega-3-Fettsäure, die wir nur aus Pflanzen beziehen, vor allem aus …

- Walnüssen,
- Leinsamen,
- Raps,
- Perilla.

Eine ausschließliche Versorgung mit Leinöl und Rapsöl ist für das Gehirn nicht ausreichend, da der Körper zwar Alpha-Linolensäure grundsätzlich in DHA und EPA umwandeln kann, aber die entsprechenden Enzyme (Delta-6-Desaturase) bei vielen Menschen nicht optimal funktionieren. Ein guter Zinkspiegel ist eine weitere Voraussetzung für eine effektive enzymatische Umwandlung.

Die Verwertbarkeit von pflanzlichen Omega-3-Fettsäuren für den Aufbau von EPA und DHA ist also sehr gering. Im günstigen Fall können nur etwa zehn Prozent der Alpha-Linolensäuren in die für das Gehirn so wichtigen Fettsäuren DHA und EPA umgewandelt werden.

Olivenöl ist hilfreich

Olivenöl hat im gesamten Spektrum der Fettsäuren eine neutrale Position. Die einfach ungesättigte Fettsäure hat allerdings keine direkte Funktion für den Hirnstoffwechsel. Da es sich günstig auf die Entzündungsbereitschaft auswirkt, ist es dennoch ein hilfreiches Öl für die Nervenzellen.

Es ist nicht nur entscheidend, was man isst, sondern auch, was man nicht isst. Eine glückshormonfördernde Ernährung bedeutet auch, dass wir den Nervenzellen keine Stoffe zuführen, die ihre Funktion stören können.

Ölwechsel in der Küche

Was du aus deiner Küche schnellstmöglich verbannen solltest, sind raffinierte Pflanzenöle. Du kennst sie als die typischen Haushaltsöle wie zum Beispiel ...

- Sonnenblumenöl,
- Distelöl,
- Maiskeimöl,
- Sojaöl.

Ihr hoher Anteil an Omega-6-Fettsäuren verdrängt die ohnehin zu geringen Mengen an Omega-3-Fettsäuren unserer Nahrung.

LABORDIAGNOSTIK FETTSÄUREN

Seit einigen Jahren ist eine gezielte Untersuchung des Fettsäurestatus im Blut möglich. Diese Untersuchung wird von vielen Laboren angeboten und kostet zwischen 80 und 100 Euro. Sie kann mittlerweile auch im Kapillarblut durchgeführt werden. Dazu reichen schon wenige Tropfen Blut aus dem Ohrläppchen oder der Fingerbeere aus. Ähnlich wie bei einer Blutzuckerbestimmung wird mit einem kleinen Stich in die Fingerkuppe etwas Blut entnommen und auf ein Filterpapier überführt. Diese Probe wird dann von einem Labor ausgewertet. Die Blutanalysen unserer Patienten zeigten fast ausnahmslos gravierende Mängel im Bereich der Versorgung mit den hirnessenziellen Fettsäuren DHA und EPA.

Transfette unbedingt meiden

Neben den ungesättigten und gesättigten Fettsäuren gibt es eine Gruppe an Fetten, die in der Natur gar nicht vorkommt: künstliche Transfettsäuren. Dies sind durch industrielle Verarbeitung veränderte Fette, sie werden als »gehärtete Fette« in den Inhaltsstoffen auf den Verpackungen gekennzeichnet. Die chemische Struktur kann von unserem Organismus nicht verarbeitet werden. Sie wirken daher schädigend. Wir alle nehmen sie ständig zu uns, durch Pommes frites, Backwaren, Panade, Chips, Popcorn und Kekse.

In den USA sind künstliche Transfette mittlerweile verboten. In Deutschland gibt es bislang lediglich freiwillige Selbstbeschränkungen. Ab 2021 wird es auch in der EU eine deutliche Verringerung der erlaubten Zulassung für Lebensmittel geben, ein komplettes Verbot wie in den USA wird aber voraussichtlich in naher Zukunft nicht kommen.

Zumindest kann man dann davon ausgehen, dass der Gehalt schädlicher Transfettsäuren in den Nahrungsmitteln reduziert wird. Du solltest darauf aber nicht warten und gleich anfangen, darauf achtzugeben, dir diese Fette möglichst gar nicht mehr zuzuführen. Nicht nur deine Nervenzellen werden es dir danken.

Jod für die Nerven

Kein Mikronährstoff erregt die Gemüter derzeit so sehr wie Jod. Haben wir zu viel davon oder doch zu wenig? Oder sind wir mit Jod gar vergiftet? Ist Jodsalz schädlich?

Nachfolgend ein paar Fakten: Jod ist ein essenzielles Spurenelement, das weit über seine Funktion als Bestandteil der Schilddrüsenhormone eine Bedeutung für den Organismus hat. Der Gesamtjodgehalt des menschlichen Körpers beläuft sich auf circa 30 bis 50 Milligramm. Weniger als 40 Prozent davon befinden sich in der Schilddrüse beziehungsweise sind an Schilddrüsenhormone gebunden. 60 Prozent konzentrieren sich in anderen Geweben, vor allem in der Brustdrüse, in der Prostata, in den Speicheldrüsen, im Magen-Darm-Trakt, in den Eierstöcken und auch im Gehirn.

Aus den Forschungen des italienischen Arztes Dr. Sebastiano Venturi wissen wir um die Bedeutung von Jod für die Gehirnzellen. Ohne die Anwesenheit von Jod in der Evolution wäre die Entwicklung des Gehirns und des Nervensystems nicht möglich gewesen. Jod ist hier vor allem als Schutz vor freien Radikalen der empfindlichen Omega-3-Fettsäuren des Gehirns enorm wichtig und hat diese Rolle auch noch heute.

Wer Omega-3-Fettsäuren zu sich nimmt, muss auch an Jod denken!
Wir messen in unserer Praxis genauso häufig Jodmangel wie noch vor einigen Jahren Vitamin-D-Mangel. Deutschland gilt immer noch als Land, in dem die Jodversorgung nicht ausreichend gesichert ist.
Entgegen der häufigen Behauptung muss ein Jodmangel sich nicht zwingend zuerst mit einer Schilddrüsenunterfunktion zeigen. In der Regel zeigt die Schilddrüse als letztes Organ, dass ihr Jod als Bauelement für die Schilddrüsenhormone fehlt. Davor haben Gehirn, Brüste, Eierstöcke und die anderen Jodverbraucher schon lange Alarmzeichen gezeigt. Diese werden nur nicht als Jodmangel gewertet, wie zum Beispiel ...

- Müdigkeit,
- Vergesslichkeit,
- Mastopathie der Brust,
- Eierstockzysten,
- trockene Haut.

Die WHO empfiehlt die Einnahme von mindestens 200 Mikrogramm Jod am Tag, um die Schilddrüse vor Jodmangelerkrankungen wie Kropf, Unterfunktion und kalten Knoten zu schützen. Diese Menge erreichen nur die wenigsten. Nachfolgend haben wir die typischen Jodlieferanten aufgelistet:

- 100 g Brot: 2 mcg Jod
- 200 ml Karottensaft: 14 mcg Jod
- 100 g Walnüsse: 3 mcg Jod
- 100 g Rinderleber: 14 mcg Jod
- 100 g Schellfisch: 200 mcg Jod
- 5 g jodiertes Speisesalz: 125 mcg Jod
- 5 g Meersalz, unjodiert: 3 mcg Jod
- 5 g Meersalz, jodiert: 125 mcg Jod

Auch wenn du deinen gesamten Kochsalzbedarf (etwa fünf Gramm pro Tag) nur über jodiertes Speisesalz decktest, hättest du immer noch eine Versorgungslücke von 75 Mikrogramm. Wohlgemerkt: Die Nährstoffempfehlung von 200 Mikrogramm pro Tag deckt nicht den Bedarf der Nervenzellen. Die Pyramide zeigt, dass die Nahrungsquellen für Jod dieselben sind wie die für EPA und DHA. Kein Wunder also, dass diese Nährstoffmängel oft gemeinsam auftreten.

Wie viel Jod nimmst du täglich zu dir?

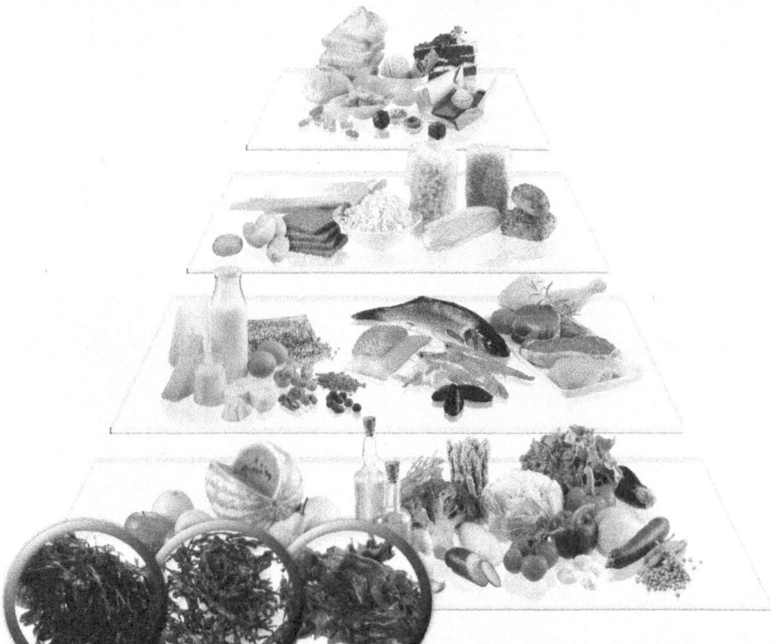

Die Jod-Pyramide ist modifiziert nach der LOGI-Pyramide und so entnommen aus *Jod – Schlüssel zur Gesundheit*, systemed-Verlag.

Auch Menschen, die an einer Hashimoto-Thyreoiditis (Autoimmunthyreoiditis) erkrankt sind, profitieren in der Regel von einer regelmäßigen Jodzufuhr von circa 300 Mikrogramm pro Tag.

Übrigens: Japaner nehmen durch ihre fisch- und algenreiche Ernährung täglich circa drei bis 13 Milligramm Jod zu sich. Interessanterweise ist dies das Land mit der weltweit höchsten Lebenserwartung und mit der zugleich geringsten Krebsrate.

Die meisten Menschen, die ihre Ernährung mit jodhaltigen Nahrungsmitteln ergänzen, merken schon nach kurzer Zeit eine deutliche Besserung der Stimmung, eine verbesserte Konzentration und eine gesteigerte Gedächtnisleistung. Dies hat primär nichts mit den Schilddrüsenhormonen zu tun, sondern resultiert aus einer besseren Funktion der Nervenzellen in der Produktion von Glückshormonen und in ihrer Weiterleitung.

Folat (Folsäure)

Im Volksmund nennt man sie Folsäure, aber eigentlich heißt das wasserlösliche Vitamin B_9 Folat. Die Folsäure ist streng genommen nur die synthetische, inaktive Form, die zum Beispiel Bestandteil von Nahrungsergänzungsmitteln ist.

SYNTHETISCHE FOLSÄURE

Synthetische Folsäure aus Nahrungsergänzungsmitteln muss im Körper in die aktive Form (Methylfolat) durch Enzyme umgewandelt werden. Bei circa 60 Prozent der Menschen ist die Enzymaktivität genetisch eingeschränkt (MTHFR-Polymorphismus). Die Aufnahme von Folsäure durch Nahrungsergänzungsmittel sollte daher immer nur durch die aktive Form Methylfolat erfolgen.

Diesem wichtigen Vitamin wird eigentlich erst vor und während einer Schwangerschaft wirkliche Beachtung geschenkt. Bei unzähligen Prozessen hat sie eine entscheidende Funktion, wie zum Beispiel...

- beim Abbau von zelltoxischem Homocystein (gemeinsam mit den Vitaminen B_6 und B_{12}),
- bei der Erneuerung der Schleimhautzellen,
- beim Schutz vor Neuralrohrdefekten und anderen Missbildungen in der frühen Schwangerschaft,
- bei der Blutbildung.

Vor allem ist sie der entscheidende Co-Faktor für den Dopamin-, Noradrenalin- und Serotoninaufbau. Folatmangel gilt daher zu Recht schon lange als Risikofaktor für Depressionen.

Folat ist vor allem im grünen Blattgemüse, etwas geringere Anteile auch in anderen Gemüsesorten, vorhanden. Isst man reichlich Spinat, Kohl, Kichererbsen, Weizenkeime, Salat und Tomaten, ist ein guter Folatspiegel zu erreichen. Tierische Produkte enthalten – bis auf Leber – wenig Vitamin B_9.

Aber genau hier liegt das Problem: Gemäß der Nationalen Verzehrsstudie II kommen die meisten Bundesbürger nicht auf die empfohlene Menge von 400 Gramm Gemüse pro Tag. Auch essen die wenigsten Menschen regelmäßig Innereien wie Leber.

Was auch zu Versorgungsmängeln beiträgt, ist, dass Folat äußert empfindlich auf Licht, lange Lager- und Transportzeiten und hohe Temperaturen reagiert. Kein Wunder, dass Folsäuremangel neben Vitamin-D-Mangel das häufigste Vitamindefizit hierzulande darstellt.

Just say no! – Alkoholabstinenz

Wir leben in einer Welt voller Überreizungen und chronischem Stress. Alkohol hat sich da einen festen Platz als die beliebteste Droge ergattert. In Gesellschaft zu trinken, gehört zum guten Ton. Wer nicht mitmacht, gilt oft als Spielverderber oder Langweiler. Trotz aller gesellschaftlicher Akzeptanz ist und bleibt Alkohol eine (Volks-)Droge mit hohem Suchtpotenzial.

Jeder, der sich ab und zu ein »Gläschen mit Alkohol in Ehren« genehmigt, wird sich und seiner Gesundheit sicher nicht schaden. Leider gönnen sich viele Menschen mehr Alkohol, als ihre Körper auf Dauer vertragen.

Es ist im Grunde auch kein Wunder, dass viele Menschen dem Alkohol so angetan sind, denn schon seit unserer Kindheit werden wir mit den Informationen bombardiert, dass Alkohol den Durst löscht, einfach gut schmeckt, uns glücklich macht, Mut und Selbstvertrauen verleiht, Hemmungen abbaut, Langeweile und Stress vertreibt, Schmerzen vermindert und die Fantasie anregt. Natürlich glauben wir auch gern den (fragwürdigen wissenschaftlichen) Studien, in denen behauptet wird, dass zum Beispiel Rotwein das Herzinfarktrisiko senken und so das Leben verlängern kann. Niemand hinterfragt aber die Rahmenbedingungen oder die Auftraggeber, die hinter solchen Studien stehen. Für deine Nervenzellen ist Alkohol leider kein Genuss, jeder Tropfen ist ein Zellgift.

Vor allem Menschen, die an einem Serotonin- oder einem GABA-Mangel leiden, fühlen die kurzfristig angenehmen Effekte des Alkohols. Sie entspannen, werden ruhiger und können besser abschalten. Das erreicht Alkohol, da er direkt an den GABA-Rezeptoren wirkt und kurzfristig die Serotoninausschüttung erhöht wird. Das macht Alkohol so gefährlich, gerade für Menschen, die unter Dauerbelastung stehen. Langfristig jedoch steigt die Wirkschwelle und die angenehmen Effekte werden nur noch mit immer höheren Mengen an den GABA-Rezeptoren erreicht. Die Folge ist die psychische und physische Abhängigkeit.

Wer unter Glückshormonmangel leidet, sollte daher zunächst einmal ganz darauf verzichten. Wir nennen nachfolgend gute Gründe. Alkohol ...

- schädigt die empfindliche Darmschleimhaut und die Darmflora.
- raubt die wichtigen Betriebsstoffe Vitamin B_6, Folsäure, Zink und Magnesium.
- blockiert die Enzyme, die für die Glückshormonsynthese notwendig sind.
- enthält große Mengen an Histamin, das die Nervenzellen irritiert.
- blockiert die Enzyme, die Histamin abbauen.
- führt zu psychischer und physischer Abhängigkeit.
- aktiviert zunächst unsere Glückshormone und schüttet diese vermehrt aus. Langfristig schädigt er unsere Nervenzellen irreversibel.

Low-Carb-Ernährung und ketogene Kost

Hast du dich schon einmal »unterzuckert« gefühlt? Das unangenehme Gefühl kennt eigentlich jeder, man fühlt sich plötzlich ...

- zittrig,
- kaltschweißig,
- ängstlich,
- müde,
- unkonzentriert,
- verwirrt.

Symptome, die jedem Angst- und Panikpatienten bekannt vorkommen dürften, nur dass hier die Ursache der Beschwerden in einer Unterzuckerung liegt.

Der normale Blutzuckerspiegel schwankt in der Regel zwischen 60 und 140 Milligramm/Deziliter (3,3 und 7,8 Millimol/Liter). Eine Unterzuckerung mit Blutzuckerwerten unter 60 Milligramm/Deziliter kann auftreten, wenn wir längere Zeit nichts gegessen haben, aber auch – und das ist der häufigste Grund –, wenn wir uns überwiegend von »schnellen« (kurzkettigen) kohlenhydrathaltigen Lebensmitteln wie Pizza, Nudeln, Brot und Süßigkeiten ernähren, die im Darm schnell zu Zucker abgebaut werden.

Dies führt zunächst zu einem rasanten Anstieg des Blutzuckerspiegels. Damit der Zucker auch in die Zellen hineinkommt, benötigen wir als Türöffner das Hormon Insulin aus der Bauchspeicheldrüse. Die hohe Insulinausschüttung führt dazu, dass der Zucker schnell aus der Blutbahn in die Zellen transportiert wird. Auf eine Überzuckerung folgt dann schnell die (reaktive) Unterzuckerung. Der Zuckerspiegel sinkt unter den Ausgangswert – wir bekommen wieder Hunger und die oben genannten Symptome. Ein Teufelskreis, der nicht nur unseren Nervenzellen nicht guttut, sondern auch unsere Gefäßwände belastet. Auch wenn eine Unterzuckerung ausbleibt, ist das ständige Auf und Ab des Blutzuckerspiegels für unsere Nervenzellen und den restlichen Organismus belastend.

Die sensiblen Nervenzellen sind auf eine konstante Energieversorgung angewiesen, dann funktionieren sie und auch die Glückshormonsynthese am besten. Daher solltest du darauf achten, deinen Blutzuckerspiegel möglichst konstant zu halten.

Wir empfehlen – nicht nur bei Glückshormonmangel –, »schnelle« Kohlenhydrate stark einzuschränken, die zu rasanten Blutzuckerspitzen und reaktiven Unterzuckersymptomen führen:

- Süßigkeiten
- Süßes Obst
- Nudeln
- Kartoffeln
- Polierter Reis
- Gebäck
- Brot
- Softdrinks

Als optimale Ernährungsform, die nicht nur auf die »schnellen« Kohlenhydrate verzichtet, sondern generell den Kohlenhydratanteil zugunsten gesunder Fette einschränkt, ist eine sogenannte Low-Carb-Kost. Sie ist mittlerweile der Standard in unserer Praxis bei Glückshormonmangel. Eine Reduktion des Kohlenhydratanteils von mehr als 50 Prozent einer »Normalkost« auf weniger als 30 Prozent und Anhebung des Anteils gesunder Fettsäuren, insbesondere von DHA und EPA, wirkt sich nach unserer Erfahrung bei allen Patienten mit Ängsten, Depressionen, Unruhe und Konzentrationsstörungen positiv aus. Die Kohlenhydrate werden in aller Regel nur in Form von Gemüse und Salat zugeführt. Eine derartige Low-Carb-Ernährung führt nicht nur zu konstanten Blutzuckerwerten, sondern sie hat eine wesentlich höhere Nährstoffdichte in Bezug auf die essenziellen Mikronährstoffe für die Glückshormonsynthese. Die LCHF-Ernährung gewährleistet, dass die Nahrung eine höhere Nährstoffdichte vor allem auch mit Methionin, Tyrosin, Tryptophan, EPA, DHA, Folsäure und Jod aufweist im Vergleich zu der normalen Standardernährung mit deutlich über 50 Prozent Kohlenhydratanteil. Darüber hinaus hat sie noch viele weitere Vorteile für den restlichen Organismus und führt oft auch zu einem (gewünschten) Gewichtsverlust.

LOW-CARB-ERNÄHRUNG

Low-Carb-Ernährung ist ein Sammelbegriff für viele verschiedene Ernährungsformen, die alle einen Kohlenhydratanteil von weniger als 30 Prozent aufweisen. Diese stehen im deutlichen Kontrast zur Ernährungsempfehlung der Deutschen Gesellschaft für Ernährung (DGE), die einen Kohlenhydratanteil von mindestens 50 Prozent vorsieht. Low Carb ist kein neuer Ernährungstrend, er entstand bereits im 19. Jahrhundert. Mittlerweile gibt es viele Low-Carb-Konzepte, wie zum Beispiel die Montignac-Methode, die LOGI®-Methode, die Atkins-Diät, die Paläo-Ernährung und die ketogene Kost.

Bei Glückshormonmangel hat sich in unserer Praxis das aus Schweden stammende LCHF-Ernährungskonzept (low-carb high-healthy-fat) bewährt: also weniger Kohlenhydrate und stattdessen hochwertige Fette. Es basiert auf diesen einfachen Grundprinzipien:

- Die Kohlenhydratmenge wird auf 50 bis 100 Gramm am Tag reduziert (im Vergleich: Die DGE-Ernährung sieht für Frauen 250 Gramm Kohlenhydrate und für Männer 300 Gramm Kohlenhydrate vor).
- Kohlenhydratarme Gemüse, Salate, Fisch, Fleisch und Eier sind die Hauptnahrungsquellen.
- Auf Süßstoffe und künstliche Zusatzstoffe wird konsequent verzichtet, ebenso auf gesüßte Getränke.
- Ein Großteil der Fette besteht aus den günstigen EPA- und DHA-Fettsäuren.

Viele hilfreiche Hinweise zur praktischen Umsetzung sind auf dem deutschen LCHF-Portal www.lchf-deutschland.de zu finden.

Eine Sonderform der Low-Carb-Ernährung ist die ketogene Ernährung. Hierbei wird der Kohlenhydratanteil auf weniger als 50 Gramm gesenkt, gleichzeitig steigt der Fettanteil der Nahrung auf mindestens 60 Prozent. Da der Körper nicht mehr ausreichend Zucker für die Energiegewinnung zur Verfügung hat, stellt er seinen Stoffwechsel um. Die Leber stellt in dieser Situation aus Fettsäuren Ketonkörper her, die statt des Zuckers als Energielieferant dienen. Diesen Zustand nennt man Ketose. In der Regel braucht der Körper einige Tage bis Wochen, um auf Ketose umzustellen.

Oft werden wir gefragt: Schadet eine starke Kohlenhydrateinschränkung nicht meinem Gehirn, da es doch Zucker dringend als »Treibstoff« benötigt?

Hierzu und zu anderen Fragen haben wir uns mit der Biologin und Ernährungsexpertin Magistra Julia Tulipan unterhalten. Sie beschäftigt sich intensiv mit den Auswirkungen verschiedener Ernährungsformen auf die Funktion der Nervenzellen.

Was macht Zucker genau in unserem Gehirn? Ist es unser Treibstoff oder ist es doch eher Gift für die Nervenzellen?

Einer der größten Mythen in der Ernährungswissenschaft ist, dass unser Gehirn zu 100 Prozent auf Zucker angewiesen sei. 140 Gramm pro Tag – so steht es in der Literatur – brauche das Gehirn. Doch dies ist nur die halbe Wahrheit. Neben Zucker spielen Ketonkörper eine mindestens genauso wichtige Rolle. Es ist tatsächlich so, dass das zentrale Nervensystem bis zu zwei Drittel seines Energiebedarfs über Ketone decken kann und auch will. Es saugt sie regelrecht an und bevorzugt diese, selbst wenn ausreichend Zucker vorhanden ist.

Das Problem an zu viel Zucker im Gehirn ist, dass er dort, wie auch in allen anderen Teilen des Körpers, große Schäden, wie zum Beispiel Gefäßveränderungen, anrichten kann. Nicht umsonst ist das Risiko, an Alzheimer-Demenz zu erkranken, bei Diabetikern deutlich höher als bei Gesunden.

Die Ernährungsgesellschaften empfehlen nach wie vor eine High-Carb-Ernährung mit einem Kohlenhydratanteil von über 50 Prozent – Dies auch vor dem Hintergrund einer starken Zunahme von krankhaftem Übergewicht (Adipositas) und Diabetes Typ 2 (Altersdiabetes) sogar schon bei Kindern. Wieso ist das so und wo liegen generell die Vorteile einer Low-Carb-Ernährung mit einem deutlich geringeren Kohlenhydratanteil?

Es ist wirklich bedauerlich, dass die großen Gesellschaften so träge sind und nicht auf aktuelle wissenschaftliche Erkenntnisse entsprechend reagieren. Einerseits muss man sagen, dass die Empfehlungen eigentlich nur für »gesunde« Menschen gelten, wenn man bedenkt, dass in Deutschland über acht Millionen Menschen mit der Zuckerkrankheit leben und zusätzliche zwei Millionen Betroffene noch nichts von ihrer Erkrankung wissen. Gleichzeitig sind weit über 50 Prozent der Bevölkerung übergewichtig. Für all diese Menschen dürften offiziell die Kohlenhydrat-Empfehlungen der Deutschen Gesellschaft für Ernährung eigentlich nicht angewandt werden.

Das große Problem ist, dass Übergewicht und Diabetes Typ 2 als Überernährungskrankheiten dargestellt werden, aber beiden eigentlich eine hormonelle Störung als Ursache zugrunde liegt. Das Hormon Insulin, das von der Bauchspeicheldrüse produziert wird, spielt hier eine Schlüsselrolle. Insulin ist eines der potentesten Wachstumshormone und es hemmt sehr effektiv die Fettverbrennung und fördert die Fetteinlagerung. Die Makronährstoffe, die den Insulinspiegel am stärksten ansteigen lassen, sind Kohlenhydrate. Durch eine Low-Carb-Ernährung schaffe ich auf elegante Art und Weise einfach ein günstiges hormonelles Umfeld, das es dem Körper überhaupt erst erlaubt, endlich auf die eigenen Fettreserven zuzugreifen.

Wie kann eine Low-Carb-Ernährung die Nervenzellen in ihrer Funktion (Glückshormone zu produzieren) unterstützen?

Ein großer Vorteil einer wohlformulierten Low-Carb-Ernährung ist, dass sie antientzündlich wirkt und auch sehr wenige Lebensmittel beinhaltet, die potenziell allergieauslösend sind. In der wissenschaftlichen Literatur mehren sich die Hinweise, dass psychische Krankheiten wie Depressionen durch entzündliche Prozesse im Gehirn mit verursacht werden. So verbessert eine glutenfreie Ernährung Angststörungssymptome bei Zöliakiepatienten. Eine andere Studie konnte zeigen, dass bei Menschen mit Glutensensitivität bereits eine geringe Mengen Gluten zu einer signifikanten Zunahme von Depressionen führte.

Ein zweiter wichtiger Aspekt ist die kontinuierliche Energieversorgung. Eine kohlenhydratreiche Ernährung – vor allem mit kurzkettigen Kohlenhydraten – führt zu starken Blutzuckerspitzen nach jeder Mahlzeit. Hoher Blutzucker bedeutet auch einen erhöhten Zellstress (statt oxidativem Stress) für die Nervenzellen, der diese schädigen kann. Der Körper reagiert daher und bemüht sich, den Zuckerspiegel so schnell wie möglich wieder auf ein normales Niveau zu senken. Die Folge ist oft ein zu starkes Absinken des Blutzuckers zwei bis drei Stunden später. Die Blutzuckerachterbahn ist ein wohlbekanntes Phänomen, das durch seine Begleiterscheinungen, wie zum

Beispiel Herzklopfen, Zittrigkeit, Schwächegefühl, eine Angststörung noch verstärken oder auch erst auslösen kann. Durch eine Low-Carb-Ernährung ist dies sehr einfach zu vermeiden. Eine kontinuierliche Energieversorgung ohne Blutzuckerspitzen und -abfälle ist für die regelrechte Funktion der Neurotransmission entscheidend.

Eine besondere Form der Low-Carb-Ernährung ist die ketogene Kost. Welche zusätzlichen Vorteile hat diese für die Funktion der Nervenzellen gegenüber den anderen Low-Carb-Formen?

Sowohl aus eigener Erfahrung als auch aus den Berichten von Klienten zeigt sich immer wieder, dass sich die Umstellung auf eine ketogene Kost stabilisierend auf Stimmung, Schlaf und Stressresistenz auswirkt. Diese Beobachtungen werden auch durch immer mehr Studien bestärkt. Die ketogene Ernährung zeigt vielversprechende Ergebnisse bei diversen psychischen Erkrankungen wie Depression und Angststörungen, aber auch bei Schizophrenie, Autismus und Demenz. Ketone scheinen das Gehirn über mehrere Ebenen zu beeinflussen. Die wahrscheinlich bedeutsamsten Wirkmechanismen sind vor allem…

- Hemmung von Entzündungsprozessen und oxidativem Stress,
- Vermeidung von Energiekrisen (Unterzuckerung) durch Bereitstellung einfacher Energie sowie
- die Regulierung des GABA-Glutamat-Gleichgewichts.

Das richtige Gleichgewicht zwischen GABA und Glutamat ist wichtig für eine stabile Psyche. Es ist daher nicht verwunderlich, dass gerade dieses Gleichgewicht bei psychischen Erkrankungen, aber auch bei Menschen mit Epilepsie oft gestört ist. GABA ist das Bremspedal des Gehirns und Glutamat das Gaspedal. Oft ist das Gehirn übererregt, weil zu wenig an GABA und zu viel Glutamat vorhanden ist. Es konnte in Studien gezeigt werden, dass eine ketogene Ernährung zu einer Zunahme von GABA und einer Abnahme von Glutamat führt.

Lässt sich eine ketogene Ernährung auch im Alleingang ausprobieren?
Die ketogene Ernährung kann, mit wenigen Ausnahmen, ohne Weiteres allein ausprobiert werden. Es ist natürlich sinnvoll, sich vorab etwas einzulesen, um die größten Stolpersteine zu vermeiden. Gerade wenn man sie längerfristig durchführen möchte, ist eine Beratung durch einen Experten empfehlenswert.

Vorsicht ist geboten, wenn zum Beispiel Medikamente eingenommen werden. Die Wirkung von Medikamenten kann verstärkt werden oder Parameter wie Blutdruck und Blutzucker verbessern sich, sodass die Dosis der Arzneien angepasst werden muss. Hier sollte immer ein Gespräch mit dem behandelnden Arzt gesucht werden. Dies gilt auch für Psychopharmaka und ähnliche Medikamente.

Frau Magistra Tulipan, wir danken für dieses Gespräch.

LESETIPP:

Ulrike Gonder, Julia Tulipan et al.: *Der Keto-Kompass*, systemed Verlag 2018, sowie der Blog von Julia Tulipan www.juliatulipan.com

Unsere Natürlich-high-Tipps für eine glückshormonfördernde Ernährung

- Treffe deine Nahrungsauswahl so, dass du alle Bau-, Betriebs- und Hilfsstoffe zu dir nimmst.
- Wir empfehlen dir eine Ernährungsumstellung auf eine Low-Carb-Ernährung mit Fokus auf vermehrter Aufnahme essenzieller Fettsäuren und moderatem Eiweißanteil, wie es zum Beispiel das LCHF-Konzept vorsieht.
- Achte besonders auf ausreichende Mengen DHA/EPA und Jod: Iss mindestens dreimal wöchentlich Meeresfrüchte, Seefisch oder Meeresalgen aus kontrollierter Bioqualität für ausreichende Mengen Jod und DHA/EPA. Zur Orientierung ist der Greenpeace-Einkaufsratgeber hilfreich, der auch als App erhältlich ist.
- Snacken ist erlaubt: Vor allem Cashewkerne, Haselnüsse und Pistazien liefern dir die wichtigen Baustoffe Tryptophan und Phenylalanin.
- Verzichte auf Alkohol. Konsequent.
- Trinke zusätzlich zu ein bis zwei Litern Wasser täglich zwei bis drei Tassen grünen Tee, um ausreichende Mengen der Aminosäure Theanin aufzunehmen. Achte darauf, dass der Tee länger als drei Minuten zieht, denn die wertvolle Aminosäure löst sich erst nach einer längeren Ziehdauer.

SLEEP-WELL-SMOOTHIE

Mit diesem köstlichen Getränk kannst du genussvoll Serotonin, Melatonin und GABA erhöhen und schaffst somit die besten Voraussetzungen für eine erholsame Nacht. Genieße den Smoothie am bestens abends warm.

200 ml Bio-Milch, 3,8 % (alternativ Mandel- oder Kokosmilch)

2 EL Rohkakao

1 EL Kokosfett

1 EL gehackte Cashewkerne

1 EL gehackte Pistaziennüsse

1 TL Honig

Alle Zutaten in einen Standmixer geben und einmal kurz mixen – schon ist der köstliche Smoothie fertig.

Darmhirn und Psychobiom

Sicher hattest du auch schon einmal ein ungutes Bauchgefühl oder du hast dir vor Aufregung fast in die Hose gemacht. Du weißt auch bestimmt, wie sich die berühmten Schmetterlinge im Bauch anfühlen. Unsere Umgangssprache drückt aus, was Wissenschaftler in aller Welt seit einigen Jahren nun auch intensiv untersuchen: Unsere Gefühle und unser Verdauungsapparat sind eng miteinander verbunden. Dass Gefühle wie Angst, Aufregung, Panik sich auf der Körperebene zeigen und sich speziell im empfindlichen Magen-Darm-Trakt niederschlagen können, ist längst keine Neuigkeit mehr. Wir besitzen ein eigenes Darmnervensystem, das über Botenstoffe mit dem Gehirn kommuniziert.

Aktuelle Forschungen konnten nunmehr einen weiteren wichtigen Zusammenhang aufzeigen: Nicht nur können unsere Gefühle unseren Verdauungsapparat beeinflussen, sondern auch das Geschehen speziell im Darm kann einen Einfluss auf die Abläufe im Gehirn haben. Ein Forschungsschwerpunkt liegt dabei auf dem Mikrobiom – unserer Darmflora. Diese scheint eine wichtige unterstützende Rolle für Nervenzellen bei der Produktion der Glückshormone zu spielen.

Der Arzt H. J. Norman berichtete bereits zu Beginn des 20. Jahrhunderts als einer der ersten Mediziner über seine Therapieerfolge bei der Behandlung von Depressionen mit Milchsäurebakterien und veröffentlichte diese im *British Medical Journal*. Auch der bekannte Fastenarzt Dr. Franz Xaver Mayr (»Mayr-Kur«) hat in seinen Publikationen festgehalten, wie sich die Wiederherstellung eines gesunden Verdauungssystems auf den gesamten Körper, vor allem aber auf die Psyche auswirkt.

Erst in jüngster Zeit werden diese Zusammenhänge systematisch erforscht. Bemerkenswert fanden wir beispielsweise eine Studie, bei der drei Gruppen von Mäusen mit gestörter Darmflora untersucht wurden. Bei der ersten Gruppe wurde die Darmflora zerstört, die zweite Gruppe erhielt eine kranke Darmflora – das heißt neben den körpereigenen Bakterien war der Darm auch mit körperfremden Bakterien, Pilzen und anderen Erregern besiedelt. Die dritte Mäusegruppe wurde mit Antibiotika behandelt, was sich negativ auf die Darmflora auswirkte. In dem Versuch wurde nun beobachtet, wie sich die drei Mäusegattungen unter Stressbelastung verhielten.

Es zeigte sich, dass die Mäuse mit gestörter Darmflora Stress ganz anders verarbeiteten und bei Stress vermehrt Angst und erhöhtes Schmerzempfinden äußerten. Gab man diesen Mäusen nun Laktobazillen (eine Bakterienart, die natürlicherweise im Darm von Säugetieren vorkommt) ins Futter, gingen die Stresssymptome deutlich zurück.

DAS MIKROBIOM

Eigentlich wissen wir (noch) recht wenig darüber. Bekannt ist, dass im Darm über 100 Billionen Bakterien leben, verteilt auf mindestens 400 bis 500 verschiedene Bakterienarten (nur einmal im Vergleich: Die Anzahl unserer Körperzellen beträgt circa 80 Billionen).

Die menschliche Mikrobiota (Mikrobiom) ist ein sensibles Ökosystem und besteht aus verschiedenen Keimgattungen, die in anaerobe und aerobe Darmbakterien unterschieden werden. Bekannte aerobe für die menschliche Gesundheit notwendige Bakterien sind zum Beispiel Escherichia coli, Enterococcus species und Enterobacteriaceae. Bekannte obligate anaerobe Darmbakterien sind die Lactobacillus species, Bacteroides species, Bifidobacterium species. Diese spielen eine wichtige Rolle bei der Aufspaltung von Nahrung, beim Abbau von Gallensäuren, bei der Regeneration und der Bildung von Vitaminen wie Vitamin K, Vitamin B_{12} und Biotin sowie bei der Immunabwehr. Das ist schon lange gesichertes Wissen.

Weniger bekannt ist die Bedeutung des Mikrobioms für unsere psycho-emotionale Gesundheit. Deswegen beschäftigen sich Forscher in der ganzen Welt seit einigen Jahren intensiv mit der Erforschung der Darmbakterien und dem darmeigenen Nervensystem mit mehr als 500 Millionen Nervenzellen und ihrer Interaktion mit Botenstoffen des Immunsystems (Interleukine) und dem Gehirn.

Was bedeuten diese und andere ähnliche Forschungsergebnisse für uns? Nun, wir sind sicher keine Mäuse und nicht alle Ergebnisse aus dem Tierforschungslabor lassen sich auf uns Menschen übertragen. Dennoch ist der Ansatz einleuchtend. Aus der klinischen Forschung und aus dem Praxisalltag wissen wir, dass die Darmgesundheit für die Gehirngesundheit und damit auch für die Funktion der Neurotransmitter eine bis dato unterschätzte Rolle spielt. Auch wenn die Zusammenhänge noch nicht im Detail geklärt sind und es sicher noch einige Jahre dauern wird, bis konkretere Informationen und auch Therapiemöglichkeiten vorliegen, lohnt es sich, seine Darmflora in Ordnung zu halten beziehungsweise wieder in Ordnung zu bringen. Nicht nur dann, wenn Glückshormone in Unordnung geraten.

Die Biologen und Heilpraktiker Dr. Adriana Radler-Pohl und Dr. Jens Pohl haben sich auf die Diagnostik und Therapie von Darmstörungen auch bei Depressionen und Angsterkrankungen spezialisiert. Wir haben uns mit ihnen unterhalten.

Serotonin ist eines unser wichtigsten Glückshormone. Es kommt sowohl im Gehirn vor als auch im Darm. Welche unterschiedlichen Aufgaben hat Serotonin und gibt es Zusammenhänge zwischen beiden Serotoninformen?

Serotonin wird in den Zellen der Darmschleimhaut produziert. Etwa 90 Prozent unseres gesamten Serotoninreservoirs ist in den Darmschleimhautzellen gespeichert, nur zehn Prozent in unserem Gehirn und Nervensystem. Ein wichtiger Grundbaustein für die Herstellung des Serotonins ist die essenzielle Aminosäure Tryptophan. Diese kann in unserem Darm auch durch eine spezielle Bakterienart, das Bifidobacterium infantis, hergestellt werden. Aus dieser Vorstufe produzieren dann unsere Darmzellen Serotonin – unabhängig von der Tryptophanzufuhr über die Nahrung. Dieses Beispiel allein zeigt, wie wichtig eine gesunde Darmflora ist. Serotonin, das in unserem Darm hergestellt wird, ist für verschiedene Systeme wichtig: Es reguliert die Motilität (Darmbewegung), es beeinflusst das Herz-Kreislauf-System und das periphere Nervensystem. Bei chronischen Darmerkrankungen, wie zum Beispiel bei der Colitis ulcerosa, scheint hier eine Störung vorzuliegen. Normalerweise reagiert der Darm auf Dehnungsreize mit dem Drang zu Stuhlgang. Diese Reize werden durch Serotonin vermittelt. Bei der Colitis ulcerosa ist diese Steuerung gestört, und es kommt viel zu häufig zu Stuhldrang.

Ganz wichtig ist zu wissen, dass Serotonin aus dem Darm nicht direkt den Serotoninspiegel im Gehirn beeinflussen kann. Die Moleküle können nicht über die Blut-Hirn-Schranke gelangen.

Wie steht der Darm denn genau mit dem Gehirn in Verbindung?

Auch wenn das Serotonin in unserem Darm eine Rolle im Darm selbst spielt, hat sich in den letzten Jahren herausgestellt, dass der Darm seinerseits eine wesentliche Rolle auf unsere Stimmung und das Wohlbefinden hat. Es gibt eine direkte Verbindung vom Darm zum Gehirn, die sogenannte Darm-Hirn-Achse, die über den Vagusnerv (den Hauptast des unwillkürlichen Nervensystems) gesteuert wird. Aber zusätzlich können Stoffwechselprodukte unserer Darmbakterien auch über die Blutbahn in unser Gehirn gelangen und damit unser Verhalten und Befinden beeinflussen. Dies wird Psychobiom genannt. Zu den Stoffen, die hier eine Wirkung haben, gehören kleine Moleküle wie das Neuropeptid Y, Dopamin und GABA, die klein genug sind, um die Blut-Hirn-Schranke zu überwinden. Damit können Bakterien tatsächlich unser Verhalten und unsere Stimmung beeinflussen.

Man liest immer wieder von dem »Leaky-Gut-Syndrom« – was versteht man genau darunter und welche Auswirkungen kann es für den Hirnstoffwechsel haben?

Unser Darm ist eigentlich noch ein Bestandteil der Außenwelt. Nahrungsbestandteile werden erst Bestandteil unseres Körpers, wenn sie durch die Darmschleimhaut in unseren Körper aufgenommen werden. Um zu verhindern, dass schädliche Dinge in uns gelangen, wird diese Aufnahme extrem gut kontrolliert. Wie in einer alten Ritterburg neben der Zugbrücke Wachposten standen, die kontrollierten, wer in die Burg gelangt, befindet sich der Großteil unseres Immunsystems (fast 70 Prozent!) in unserem Darm und kontrolliert die feinen Poren, durch die wir Nahrungsbestandteile aufnehmen. Die Porengröße muss fein reguliert werden, damit nur das in uns hineingelangen kann, was hineingelangen soll. Einige Bakterienarten (zum Beispiel die Cholerabakterien) stellen Stoffe her, die die Poren stark vergrößern. In der Folge tritt Wasser aus unserem Körper in den Darm aus und es kommt zu starken Durchfällen. Aber auch unser Körper selbst kann einen Stoff herstellen – das Zonulin –, der die Poren der Darmschleimhaut erweitert. Dies kann krankhaft bei verschiedenen Darmentzündungen geschehen. In der Folge können Substanzen in unser Körperinneres gelangen und so das Immunsystem (über-)stimulieren. Dies kann, wie man heute weiß, auch zu Autoimmunerkrankungen beitragen. Manche dieser schädlichen Substanzen können nicht durch das Immunsystem abgefangen werden, gelangen in den Blutstrom und werden im Körper verteilt. Sind sie klein genug, können sie sogar die Blut-Hirn-Schranke überwinden und damit das Gehirn beeinflussen. Es wurde unlängst gezeigt, dass Zonulin auch die Durchlässigkeit der Blut-Hirn-Schranke erhöhen kann. Daher sind Situationen, in denen der Darm durch Zonulin durchlässiger gemacht wird (Leaky-Gut-Syndrom), potenziell auch gefährlich für das Gehirn, da auch hier parallel die Durchlässigkeit erhöht sein kann. Substanzen wie Gluten (das sogenannte Klebereiweiß, das in den meisten Getreidesorten enthalten ist), die in engem Zusammenhang mit Leaky Gut gesehen werden, können auch das Gehirn beeinflussen und bei manchen Menschen Schizophrenie begünstigen. Umgekehrt kann in einem solchen Fall der Verzicht auf Gluten die mentale Gesundheit positiv beeinflussen.

Welche Laborparameter eignen sich, um die Gesundheit des Darms zu untersuchen?

Die Darmdiagnostik hat sich in den letzten Jahren enorm entwickelt. Neben der Zusammensetzung des Mikrobioms (Verhältnis verschiedener Bakterienstämme, aber auch Parasiten und Pilze) sind Entzündungsparameter wie Zonulin, Calprotectin und Alpha -1-Antitrypsin von Bedeutung, denn sie zeigen an, ob es akute oder chronische Entzündungsprozesse der Darmschleimhaut gibt, und auch, ob eher der Dünndarm oder der Dickdarm betroffen ist. Auch die Analyse von Nahrungsmittelrückständen ist wichtig. Ferner zeigen Gallensäuren im Stuhl, dass eine Entzündung im Dünndarm vorliegt, da dadurch die Wiederaufnahme im Darm dieser wichtigen Substanzen vermindert wird. Darüber hinaus sind in Einzelfällen noch weitere Untersuchungen wichtig, zum Beispiel auf Histamin im Stuhl und Zuckerunverträglichkeiten (Laktose- und Fruktoseintoleranz) sowie auf eine (latente) Glutenunverträglichkeit. Auch der Tryptophangehalt im Stuhl – als Marker für die Eigenproduktion von Tryptophan – lässt sich mittlerweile nachweisen.

Wie lässt sich das Mikrobiom unterstützen?

Zunächst ist eine gute Zerlegung der aufgenommenen Nahrungsbestandteile im Verlauf der Verdauung sehr wichtig, damit die Moleküle klein genug sind, um überhaupt im Darm aufgenommen zu werden. Gelangen unverdaute Lebensmittel in den Dickdarm, fördern sie spezielle Bakterienarten, deren Stoffwechselprodukte zum Beispiel zu Gasentstehung (Blähungen) führen können. Diese Gase werden auch über das Blut aufgenommen, zur Leber transportiert und können diese schädigen. Umgekehrt fördern Ballaststoffe (Präbiotika) die »guten« Bakterien (dazu gehören auch die Probiotika) und werden von diesen verwendet, um Vitamine und andere für uns wichtige Substanzen herzustellen. Liegen Entzündungen der Darmschleimhaut vor, kann man diese positiv durch antientzündliche Substanzen wie Kurkuma, Weihrauch und Myrrhe positiv beeinflussen. Insgesamt ist eine naturbelassene, nicht industriell veränderte Ernährung sinnvoll für ein gutes Mikrobiom.

Frau Dr. Adriana Radler-Pohl und Herr Dr. Jens Pohl, wir danken für dieses Gespräch.

PROBIOTIKA

Der Begriff *pro bios* kommt aus dem Griechischen und bedeutet »für das Leben«. Probiotika sind hochdosierte »gute« Darmbakterien, die wir gezielt über milchsauer vergorene Lebensmittel wie Rote-Bete- oder Sauerkrautsaft zu uns nehmen können. Die koreanische Küche gilt auch deswegen als so gesund, weil Kimchi (milchsauer vergorener Weißkohl) zum täglichen Essen dazugehört und ausreichend Probiotika liefert. Diese helfen uns, unsere eigene Darmflora zum Beispiel nach einer Antibiotikatherapie wieder aufzubauen oder Entzündungen zu bekämpfen. Probiotika als Arzneimittel oder Nahrungsergänzungsmittel kommen in der naturheilkundlichen Darmsanierung sinnvollerweise erst nach erfolgter Mikrobiomanalyse zum Einsatz.

Der Stuhl-Check

Es lohnt sich, nicht nur seine Ernährung zu optimieren, sondern auch mal einen Blick auf seinen Darm zu werfen. Dieser ist sehr individuell und wird teilweise auch von der Genetik mitbestimmt. Du erfährst nicht nur, wie dein Mikrobiom zusammengesetzt ist, sondern auch, wie dein Stoffwechseltyp ist, ob du eine Tendenz zu Nierensteinen hast, wie du Hormone abbaust etc. – die Untersuchung von einem Esslöffel Kot wird dir garantiert spannende Erkenntnisse liefern. Für eine ausführliche Darmflora-Untersuchung wird heutzutage die molekulargenetische Mikrobiom-Analyse durchgeführt, die Hinweise zu einer Vielzahl verschiedener physiologischer und pathologischer Bakterien, Pilze und Parasiten gibt.

Eine Mikrobiom-Untersuchung wird aber leider von den meisten deutschen gesetzlichen Krankenkassen nicht übernommen. Es wird sich immer noch zu stark mit der Diagnostik von Krankheitserregern beschäftigt, als dass untersucht wird, ob die obligate Darmflora regelrecht vorhanden ist. Auch haben die Erkenntnisse zum Psychobiom oder zum Darm-Nervensystem noch keinen Einzug in die klassische Therapie psychiatrischer Erkrankungen erhalten – das ist schade und wird sicherlich noch einige Jahre auf sich warten lassen. Dennoch kann jeder sehr viel für einen gesunden Darm tun.

Wir empfehlen Darmuntersuchungen ausschließlich bei zertifizierten, erfahrenen Laboren durchführen zu lassen. Leider gibt es mittlerweile einige Labor-Onlineanbieter. Was zunächst wie ein günstiges Angebot aussieht, liefert eventuell fehlerhafte oder unvollständige Auswertungen. Qualität hat nun einmal ihren Preis.

Ungünstig ist es zudem, sich auf Verdacht hin diverse Darmpräparate zu besorgen und sich ohne Diagnostik selbst zu therapieren. Dies kann im schlimmsten Fall den Darm in erhebliche Unordnung bringen. Daher empfehlen wir: erst die Diagnostik, dann die Therapie.

Neben der Mikrobiom-Analyse empfehlen wir die folgenden drei Parameter, die sich alle mittels einer Stuhlprobe untersuchen lassen.

Das Leaky-Gut-Syndrom

Das Leaky-Gut-Syndrom beschreibt den Zustand einer chronischen Entzündung der (Dünn-)Darmschleimhaut, bei der sich die Verbindungsstellen zwischen den einzelnen Schleimhautzellen lösen. Es kommt dadurch im Laufe der Zeit zu mikroskopisch kleinen Löchern (*leaky gut* = leckender Darm). Der Darm ist dann nicht mehr so gut in der Lage, Schadstoffe vor dem Übertritt ins Blut herauszufiltern. Darüber hinaus können auch unverdaute Nahrungsbestandteile leichter ins Blut übertreten, was eine Reaktion des Immunsystems nach sich ziehen kann. Auf diese Weise bilden sich oft Nahrungsmittelunverträglichkeiten und auch -allergien.

Eine einfache Stuhluntersuchung auf die Marker Alpha-1-Antitrypsin und Zonulin ist für die Diagnostik bereits ausreichend. Das Klebereiweiß Gluten, enthalten in allen gängigen Getreidesorten wie Weizen, Roggen, Dinkel, Hafer und Gerste, kann bei empfindlichen Personen – gerade bei übermäßigem Verzehr – zu einem Leaky-Gut-Syndrom beitragen.

Die Fruktoseintoleranz als Tryptophanräuber

Diese Verdauungsstörung ist weitaus häufiger als eine Laktoseintoleranz, wird aber seltener diagnostiziert. Ein kleiner Stuhltest kann Klarheit bringen, wenn große Mengen an Obst zu Durchfällen, Blähungen oder auch Verstopfung führen. Die individuelle Toleranzschwelle ist bei Fruktoseintoleranz sehr unterschiedlich.

Bei dieser Störung fehlen im Darm ausreichend Transportmoleküle, um die Fruktose (Fruchtzucker; eine Zuckerart, die vor allem in großen Mengen in Obst, aber auch zum Teil in Gemüse vorkommt) aus dem Darm ins Blut zu bringen. Infolgedessen bleibt die Fruktose zu lange im Darm und führt dort zu Blähungen und Verdauungsstörungen. Was viele nicht wissen: Die unverdaute Fruktose bildet einen Komplex mit Tryptophan und somit kommt es zu einem Mangel an diesem wichtigen Grundbaustein. Eine Fruktoseintoleranz kann genetisch bedingt sein – aber in vielen Fällen ist diese erworben. Aufgrund langjähriger entzündlicher Prozesse ist der Darm oft nicht mehr in der Lage, ausreichende Transportproteine für den Fruchtzucker bereitzustellen. Beschwerden wie Blähungen, Durchfälle und Bauchschmerzen stellen sich ein und bald auch die Symptome eines Serotoninmangels.

Wenn du unsicher bist, ob eine Fruktoseintoleranz dein Tryptophan raubt, kannst du dies mittlerweile einfach über eine Stuhlprobe abklären lassen. Ein aufwendiger Atemgas-Test ist nur noch in Ausnahmefällen erforderlich. Fällt der Test positiv aus, sollte der Obstverzehr zunächst einmal eingeschränkt werden. Darüber hinaus solltest du gemeinsam mit einem Darmtherapeuten den Darm sanieren. Eine erworbene Fruktoseintoleranz kann nach erfolgter Darmsanierung vollständig ausheilen.

Histamin im Darm

Histamin ist ein Gewebshormon, das deine Glückshormone stark beeinträchtigen kann. Alles über die Histaminwirkungen auf die Nervenzellen erfährst du im Abschnitt »Histadelie: Wenn Histamin auf die Nerven geht«

Wir können Histamin nicht nur über Nahrungsmittel wie Tomatensoße, Essig und Rotwein aufnehmen. Der Darm selbst ist häufig ein großer Histaminproduzent. Er kann aus der Aminosäure Histidin – vor allem bei Entzündungen – Histamin selbst herstellen, auch dann, wenn du auf eine histaminarme Ernährungsweise achtest.

Zudem gibt es Darmbakterien, wie Morganellaceae oder Hafniae species, die auch als Stoffwechselprodukt Histamin produzieren. Es lohnt sich also, auch die Histaminquelle Darm zu beachten. Darm-Histamin kann leicht über die Darmschleimhaut ins Blut aufgenommen werden und somit für die gleichen Beschwerden sorgen wie Nahrungshistamin.

Ein erhöhter Histaminspiegel muss keine gravierenden Beschwerden machen. Er kann sich mitunter als unregelmäßige Durchfälle oder auch als Verstopfung äußern.

Auch ohne Stuhluntersuchung kannst du für dich leicht überprüfen, ob es deinem Darm und deiner Darmflora gut geht. Wenn du dich erinnerst, Dr. F. X. Mayr hatte keine Labordiagnostik zur Verfügung.
Unser kleiner Darm-Check kann dir Orientierung geben:

- Ich bin nach dem Essen oft sehr müde.
- Ich habe unregelmäßigen Stuhlgang.
- Ich habe oft Durchfall.
- Ich leide an Blähungen.
- Ich habe oft Bauchschmerzen.
- Ich leide an Nahrungsmittelunverträglichkeiten.
- Ich habe oft das Gefühl, mir liegt ein Stein im Magen.
- Ich benötige viel Toilettenpapier, um meinen After zu reinigen.
- Ich vertrage Obst und Fruchtsaft nicht.

Wenn du häufiger an einen oder mehreren Beschwerden leidest, solltest du dich von einem Fachmann beraten und eine Untersuchung vornehmen lassen.

Was kannst du bereits jetzt für dich und deine Darmflora tun?

Unsere Natürlich-high-Tipps für ein gesundes Psychobiom und Darmhirn

- Vermeide unnütze Antibiotikatherapien. Diese Arzneimittel haben bei ernsten Erkrankungen ihren Platz, aber nicht bei Bagatellerkrankungen wie Schnupfen und Sinusitis, die in der Regel durch eine Virusinfektion bedingt sind. Antibiotika richten sich in erster Linie gegen Bakterien und haben keinerlei Wirkung gegen Viren. Ihre häufigste Nebenwirkung ist eine Schädigung der physiologischen Flora im Darm, aber auch in der Vagina, sodass sich krank machende Erreger, wie Candida albicans, schneller vermehren können. Einige Antibiotika schädigen nicht nur das Mikrobiom, sondern auch andere wichtige Zellbestandteile wie zum Beispiel unsere Mitochondrien.
- Vermeide Konservierungsstoffe (E-Stoffe mit den Nummern 200 und aufwärts) in deiner Nahrung. Diese töten nicht nur Bakterien in der Nahrung, sondern leider auch die guten Bakterienstämme in deinem Darm. Informiere dich, welche E-Stoffe auf Verpackungen in Wirklichkeit darmschädliche Konservierungsstoffe sind, oder vermeide E-Stoffe am besten ganz. Nicht alle Konservierungsstoffe müssen deklariert werden. Wenn du wenige bis keine verarbeiteten Lebensmittel verzehrst, reduzierst du automatisch die Aufnahme von E-Stoffen.
- Gut gekaut ist halb verdaut: Kaue intensiv – das bedeutet mindestens 30 Kauvorgänge im Mund pro Bissen. Der Speisebrei im Mund soll-

te wirklich breiig sein, bevor er geschluckt wird. Das kann am Anfang wirklich Muskelkater in deinen Muskeln in deiner Wangenpartie verursachen. Bedenke: Der Verdauungsvorgang beginnt im Mund. Hastiges, nicht richtiges Kauen belastet den Magen-Darm-Trakt immens. Der berühmte Darm-Arzt F. X. Mayr wusste dies und lehrte seine Patienten das richtige Kauen mittels harter Semmeln. Richtiges Kauen ist in vielen Fällen die Lösung bei Nahrungsmittelunverträglichkeiten, wenn die Ursache in zu groben Nahrungsbestandteilen besteht, die den Darm in der weiteren Zersetzung und Aufspaltung überfordern.

- Keine Probiotika auf gut Glück: Probiotika, also lebens- und vermehrungsfähige hochdosierte Darmbakterien sollten nicht einfach auf gut Glück eingenommen werden. Dies kann das Mikrobiom durcheinanderbringen und für unangenehme Störungen wie Blähungen und Durchfälle sorgen. Probiotikagaben sollten erst nach Analyse des Mikrobioms erfolgen.
- Reduziere alkoholische Getränke auf ein Minimum. Alkohol ist ein Zellgift – nicht nur für die empfindlichen Nervenzellen des Gehirns. Auch die Magen-Darm-Schleimhaut reagiert auf Alkohol sehr empfindlich. Ein Gläschen an Fest- und Feiertagen ist erlaubt, aber der regelmäßige Genuss trägt zur Störung des Mikrobioms bei.
- Iss bio: Durch biologisch hergestellte Erzeugnisse – vor allem Obst und Gemüse – nimmst du weniger Pestizidrückstände zu dir. Darüber hinaus profitierst du von den gesunden Bakterien, die auf der Oberfläche von Obst und Gemüse vorkommen.
- Go retro: Die Generation unserer Großeltern hat es noch gekannt: fermentiertes Obst und Gemüse in Form von Sauerkraut, Joghurt, Rote Bete. Lebensmittel, die durch Fermentation (Vergärung) haltbar gemacht wurden, enthalten große Mengen an natürlichen, unverzichtbaren milchsäurebildenden Bakterien, die das Mikrobiom unterstützen. Du erhältst sie in Biomärkten, auf Wochenmärkten oder du kannst diese auch einfach selber herstellen.
- Trinke ausreichend Wasser. Die empfohlene Trinkmenge richtet sich nach dem Körpergewicht. Für einen Menschen mit sitzender Tätigkeit lautet sie 0,03 Liter pro Kilogramm Körpergewicht. Macht bei 70 Kilo 2,1 Liter Wasser am Tag. Schaffst du das?

- Iss nicht, wenn du müde bist. Und auch nicht spätabends. Auch der Darm unterliegt einer Tagesrhythmik, und die Verdauungsleistung sinkt nach 19 Uhr. Wer spätabends noch isst, riskiert Verdauungsstörungen.
- Vermeide Gluten. Gluten (Klebereiweiß) ist Bestandteil aller gängiger Getreidesorten (Hafer, Dinkel, Weizen, Roggen, Gerste). Der Glutenanteil vieler Getreidearten hat sich in den vergangenen Jahren durch Neuzüchtungen deutlich erhöht. Dies hat für die Backwarenindustrie eine Menge Vorteile, da Teigwaren besser zu verarbeiten und auch länger haltbar sind. Es hat sich aber gezeigt, dass Gluten in diesen hohen Mengen für viele Menschen problematisch ist. Sie entwickeln eine Glutensensitivität und reagieren mit Unwohlsein, Blähungen und breiigen Stühlen auf glutenhaltige Kost. Dies ist keine klassische Zöliakie, die mit stärkeren Symptomen einhergeht. Dennoch kann Gluten zu einer ständigen Schleimhautreizung führen, die in ein Leaky-Gut-Syndrom übergehen kann. Daher empfehlen wir, die Aufnahme von Gluten grundsätzlich zu reduzieren oder ganz auf glutenfreie Getreidesorten wie glutenfreien Hafer, Hirse, Mais, Reis und Amaranth umzusteigen.

Noch ein wichtiger Hinweis: Die Wiederherstellung einer gesunden Darmschleimhaut und des Mikrobioms nimmt einige Zeit in Anspruch. Der Darm hat eine Gesamtlänge von circa acht Metern und eine Gesamtoberfläche in der Größe eines Tennisplatzes. Eine Darmsanierung ist ein langfristiges Projekt. Daher erwarte keine Wunder in kurzer Zeit! Die Behebung jahrelang bestehender Schleimhautschäden – wie zum Beispiel eines Leaky-Gut-Syndroms – dauert in jedem Fall mehrere Monate, mitunter auch Jahre.

Richtig getaktet durch Sonnenlicht

Bereits zu Hippokrates Zeiten gab es Menschen, die mit Beginn der dunklen Jahreszeit immer trauriger und antriebsärmer wurden. Im Frühjahr – mit zunehmendem Tageslicht – verschwanden die Symptome, um dann im nächsten Herbst zurückzukehren.

Was bis vor wenigen Jahren noch als »Winterblues« belächelt wurde, hat nun einen Namen: saisonale affektive Störung (SAD) – im Volksmund auch Winterdepression genannt. Wissenschaftler vermuten eine Absenkung des Serotonin-, Dopamin- und Noradrenalinspiegels aufgrund fehlenden Tageslichts als Hauptursache für diese Störung. Warum einige Menschen so gravierend auf Lichtmangel reagieren und andere nicht, ist ebenfalls noch Gegenstand der Forschung.

Die SAD geht neben dem Verlust des Antriebs und einer depressiven Verstimmung auch oft mit Ängstlichkeit, einem verlängerten Schlafbedürfnis und Gewichtszunahme durch vermehrte Heißhungerattacken einher. Die Betroffenen leiden in den Wintermonaten teilweise so sehr, dass sie mit Psychopharmaka behandelt werden müssen. Die SAD ist eine Erkrankung, die einzig und allein durch Lichtmangel ausgelöst wird.

Auch wer nicht an einer SAD leidet, dem geht es in der dunklen Jahreszeit oft in vielerlei Hinsicht schlechter als im Sommer: Antrieb, Stimmung und das allgemeine Lebensgefühl sind einfach gedrückter. Mit dem ersten intensiven Licht steigen unsere Laune und unser Antrieb.

Unsere Körperfunktionen sind vom Sonnenlicht abhängig. In den sieben Millionen Jahren menschlicher Evolution stand uns immer das gesamte Spektrum des Sonnenlichts zur Verfügung.

Sonnenlichtmangel macht Glückshormonmangel

Dies konnte 2002 auch in einer Studie gezeigt werden, die den Serotoninspiegel von 110 Probanden in Abhängigkeit von der Sonnenlichteinstrahlung untersuchte. Das Ergebnis zeigte: Je länger und intensiver die UV-Bestrahlung, desto höher der Serotoninspiegel. Die exakten biochemischen Zusammenhänge sind noch nicht ganz geklärt.

Eine wichtige Rolle scheint in diesem Zusammenhang das Vitamin D zu spielen. Dieses Vitamin ist eigentlich selbst ein Hormon. Wir bilden es im

Körper, wenn UV-B-Strahlen der Sonne in ausreichender Menge und Intensität auf unsere Haut treffen. In den Monaten September bis April ist der UV-B-Anteil des Sonnenlichts auf der Nordhalbkugel allerdings zu gering, um Vitamin D_3 zu erzeugen. Auch während der frühen Morgenstunden und am Nachmittag reicht der Anteil an UV-B nicht für die Vitamin-D-Bildung. Wer auf natürliche Weise sein Vitamin D herstellen möchte, muss sich täglich in den Sommermonaten in der Vormittags- und Mittagssonne aufhalten.

Das schaffen nur die wenigsten. Wer mit bedeckter Haut oder mit Sonnencreme seine Haut schützt, kann auch kaum von der körpereigenen Vitamin-D-Synthese profitieren. Daher messen wir auch nach einem sonnenreichen Sommer niedrige Vitamin-D-Spiegel bei einem großen Teil unserer Patienten.

Wir halten uns im Gegensatz zu den Generationen unserer Vorfahren viel weniger draußen und somit deutlich weniger im Sonnenlicht auf. Wir leben daher in einem chronischen Lichtdefizit, das sich anhand des Vitamin-D-Spiegels im Blut messen lässt. Die Wirkungen eines guten Vitamin-D-Status sind umfassend. Sie reichen von der Prävention bestimmter Tumorerkrankungen, Osteoporose, Autoimmunerkrankungen bis zur Verbesserung unserer Glückshormone, sodass es in jedermanns Interesse sein sollte, seinen eigenen Vitamin-D-Spiegel zu kennen und gegebenenfalls durch Sonnenexposition beziehungsweise Supplemente anzupassen. Auch die Nervenzellen, die Dopamin und Noradrenalin produzieren, benötigen Vitamin D. Dies konnte bereits vor einigen Jahren nachgewiesen werden.

»Alle Nervenzellen haben Vitamin-D-Rezeptoren und benötigen daher Vitamin D für ihre Funktion.«
Prof. Dr. Jörg Spitz, Internist und Vitamin-D-Experte

Der Internist und Präventivmedizin Prof. Dr. Jörg Spitz ist Deutschlands bekanntester Vitamin-D-Experte. Er hat uns Rede und Antwort gestanden.

Herr Prof. Dr. Spitz, Sie sind seit mehr als einem Jahrzehnt als Aufklärer in Deutschland zum Thema Vitamin-D-Mangel unterwegs. Ihre Bücher sind Bestseller, und Sie sind als Dozent sehr gefragt. Eigentlich dürfte es demnach in Deutschland keinen Vitamin-D-Mangel mehr geben. Wie ist die Situation im Jahr 2019?

Wie sind die Deutschen mit Vitamin D versorgt? Was hat sich durch Ihre Aufklärung geändert?

Die Situation ist nach wie vor katastrophal, auch wenn wir in einzelnen Bereichen, die ich noch weiter erläutern werde, eine Besserung erreicht haben. Insbesondere unsere Kinder ab dem zweiten bis zum 18. Lebensjahr leben unverändert in einem »tiefen Vitamin-D-Winter«. Was dies für die Gesundheit unserer Kinder bedeutet, wissen wir derzeit noch nicht, da sich die Auswirkungen erst in zehn bis 20 Jahren zeigen werden. Die bislang vorliegenden Kenntnisse über die Bedeutung von Vitamin D für den gesamten Zellstoffwechsel lassen jedoch Schlimmes befürchten.

Andererseits haben aktuelle, noch nicht publizierte Untersuchungen von mir auf der Basis von über einer Million Vitamin-D-Werten ergeben, dass es innerhalb der vergangenen zehn Jahre zu einem Anstieg des mittleren Vitamin-D-Spiegels um etwa acht Nanogramm pro Milliliter bei den Menschen etwa ab dem 50. Lebensjahr in Deutschland gekommen ist. Dies bedeutet, dass wir nahezu den Referenzwert von 30 Nanogramm pro Milliliter erreicht haben.

Die Experten haben sich im Laufe der Jahre aufgrund der zunehmenden Evidenz in den Studien darauf geeinigt, dass ein Zielbereich von 40 bis 60 Nanogramm pro Milliliter anzustreben ist. Es geht also nicht mehr darum, eine bestimmte Dosis Vitamin D zu supplementieren und sich zufrieden zurückzulehnen, sondern darum, diesen Zielbereich zu erreichen und die individuelle Dosis entsprechend anzupassen. Die Gründe hierfür sind vielfältig: Übergewicht/Untergewicht, Hautpigmentierung, Ausmaße der Sonnenexposition, Resorptionsverhältnisse im Darm (Leaky-Gut-Syndrom). Damit kommt der Bestimmung des Vitamin-D-Spiegels im Blut eine besondere Bedeutung zu. Dennoch ist die Mehrzahl der Bevölkerung immer noch defizitär und es besteht kein Grund, die Hände zufrieden in den Schoß zu legen.

Wichtig ist jedoch die Erkenntnis, dass es möglich ist, mit der individuellen Supplementierung große Bevölkerungsanteile zu erreichen. Wir sind also auf einem guten Weg – bis auf die Kinder, und hier mache ich mir große Sorgen. Meine Botschaft geht daher an alle Familien mit Kindern, dringend darauf zu achten, die Kinder konsequent mit Vitamin D zu versorgen. Die benötigte Dosis lässt sich einfach über das Gewicht der Kinder errechnen: 800 bis 1000 Einheiten pro zehn Kilo Körpergewicht.

25 OH-D-Spiegel (ng/ml)	Beurteilung
unter 20	Vitamin-D-Defizit
21–29	Vitamin-D-Unterversorgung
ab 30	ausreichende Versorgung
40–60	optimale Versorgung

Vitamin-D-Spiegel im Blut und ihre Beurteilung,
Quelle: https://sonnenallianz.spitzen-praevention.com

Die Wissenschaft hat gerade in den letzten Jahren eine Reihe neuer Erkenntnisse zu den vielfältigen Wirkungen von Vitamin D_3 hervorgebracht. Was sind die aktuellen Neuerungen?

In der Tat gibt es eine Flut von neuen Veröffentlichungen über die Bedeutung eines ausreichenden beziehungsweise guten Vitamin-D-Spiegels für unsere Gesundheit. Die Mehrzahl dieser Untersuchungen bestätigt die bereits bisherigen Hinweise, dass Vitamin D dringend für eine regelrechte Entwicklung und Funktion unseres Körpers (insbesondere des Immunsystems) benötigt wird. Die Berichte, die etwas anderes behaupten, berufen sich dabei auf Studien, deren Ergebnisse auf einem falschen Konzept beruhen und damit vorprogrammiert zu schlechten Ergebnissen führen.

Welchen Nutzen haben Menschen mit Neurotransmittermangel, wenn sie ihren Vitamin-D-Spiegel in Ordnung bringen?

Die vorangehenden Aussagen betreffen ebenfalls unser Nervensystem, welches die Neurotransmitter herstellt. Alle Nervenzellen haben Vitamin-D-Rezeptoren und benötigen daher Vitamin D für ihre Funktion. Haben sie zu wenig Vitamin D, werden auch weniger Neurotransmitter produziert. Damit ist Vitamin D an praktisch allen neurologischen und psychiatrischen Krankheitsbildern beteiligt. Die Beseitigung eines Vitamin-D-Mangels gehört somit zwingend zu einer zielführenden Therapie. So einfach ist das. Andererseits muss an dieser Stelle darauf hingewiesen werden, so wie ich dies immer tue, dass es nie eine einzige Ursache für irgendeine (chronische) Erkrankung gibt. Es ist immer eine Vielzahl von Faktoren, die zusammen das »System Mensch« in die Dekompensation treibt. Bevor man zum

Rezeptblock greift, ist daher immer eine sorgfältige Ursachenanalyse erforderlich.

Welche sind die wichtigsten Quellen für Vitamin D?

Die Hierarchie ist klar: Unsere gute alte Sonne mir ihrer UV-B-Strahlung kommt an erster Stelle, dann kommt lange Zeit nichts, dann kommt die künstliche UV-B-Strahlung (Höhensonne und Solarium), dann ganz wenige Lebensmittel (zum Beispiel fetter Seefisch) und dann das pharmazeutisch hergestellte Vitamin D als Nahrungsergänzungsmittel oder – höher dosiert – als Arzneimittel. Dabei kommt aufgrund unseres (verkorksten, da nicht mehr artgerechten) Lebensstils dem letzten Punkt zunehmende Bedeutung zu. Da wir uns fast den gesamten Tag in Gebäuden aufhalten und nur selten unseren Körper – ohne Kleidung und ohne Sonnencreme (!) – der Sonne aussetzen, ist die Einnahme von künstlich hergestelltem Vitamin D die praktikabelste Lösung, um seinen Vitamin-D-Spiegel das gesamte Jahr hindurch auf einem guten Niveau zu halten.

Herr Prof. Dr. Spitz, wir danken für dieses Gespräch.

LESETIPP

Herr Prof. Dr. Spitz ist unermüdlich in der Aufklärung zu Vitamin D unterwegs. Neben seinen zahlreichen Büchern empfehlen wir seine informativen Websites https://sonnenallianz.spitzen-praevention.com sowie www.spitzen-praevention.de.

Nicht nur fehlendes Sonnenlicht beeinflusst unsere Nervenzellen und somit unsere Glückshormone negativ. Es gibt noch einen weiteren oft ignorierten Faktor: Wir leben mit zunehmender Lichtverschmutzung durch Kunstlicht. Bis zum Ende des 19. Jahrhunderts kannten unsere Zellen in erster Linie das Tageslicht der Sonne, Feuer und vereinzelt Petroleum- und Gaslampen als Lichtquellen. Dies änderte sich am Ende des 19. Jahrhunderts. Im Jahr 1879 präsentierte Thomas Alva Edison eine Erfindung, die das Leben der Menschen für immer ändern sollte: eine elektrische Glühlampe, die sogar als Massenprodukt einsetzbar war. Es dauerte zwar noch einige Jahrzehnte, bis sie sich in der westlichen Welt auch wirklich durchsetzte, aber ab 1940 hatte in Deutschland jeder Haushalt flächendeckend elektrisches Licht.

Die Entdeckung von künstlichem Licht hatte einen weitreichenden Einfluss auf unsere Nervenzellen. In den Millionen von Jahren menschlicher Evolution hat sich die Biochemie unseres Körpers an den natürlichen Tag-Nacht-Rhythmus angepasst. Unsere Zellen, unsere Organe unterliegen tageszeitlichen Schwankungen. Die traditionelle chinesische Medizin kennt beispielsweise den Begriff der »Organuhr«, nach der die Hauptfunktionszeit eines Organes einer bestimmten Tageszeit zugeordnet ist. Lange Zeit wurde diese von der etablierten Medizin belächelt. Die Chronobiologie, eine Fachrichtung der Biologie, die sich der Erforschung biologischer Rhythmen im menschlichen Körper widmet, konnte mittlerweile die Existenz einer inneren Zentraluhr – den Nucleus suprachiasmaticus – nachweisen, die als Taktgeber für die Organe dient.

Über die Netzhaut der Augen werden Lichtsignale an diese Zentraluhr weitergeleitet. Mit Sonnenaufgang und der vermehrten Lichtaufnahme koordiniert sie zum Beispiel die Arbeit der Nebennieren und der Schilddrüse. Beide Organe arbeiten morgens zwischen sechs und acht Uhr mit voller Kraft und geben zu der Zeit die höchste Menge an Schilddrüsenhormon T4 und Cortisol ins Blut ab. Ausreichende Hormonspiegel machen fit und geben uns Antrieb für den vor uns liegenden Tag. Die regelrechte Ausschüttung von T4 und Cortisol findet aber nur statt, wenn die nächtliche Melatoninausschüttung der Epiphyse ausreichend stattgefunden hat. Ein Absinken des Melatoninspiegels zum Ende der Nacht hin – mit Beginn der Morgendämmerung – ist für die Schilddrüse und Nebennieren das Signal zur Hormonausschüttung.

Sowohl die Epiphyse als auch der Nucleus suprachiasmaticus reagieren sehr empfindlich auf Lichteinflüsse. Kunstlicht zum Beispiel vom PC-Bildschirm, Fernseher oder LED-Lampen, das spät am Abend auf unseren Taktgeber und die Epiphyse trifft, bringt unsere Organe durcheinander. Kein Wunder, dass so viele Menschen an Störungen der Schilddrüsen- und Nebennierenfunktion und – bedingt durch Melatoninmangel – an Schlafstörungen leiden.

Licht hat immer eine Wirkung auf die Nervenzellen – ob sie positiv oder negativ ist, hängt von der Lichtquelle ab.

Der Lichtforscher und Arzt Dr. Alexander Wunsch sagt: »Licht ist eigentlich der wichtigste Umweltfaktor, der auf unser Vegetativum (das unwillkürliche Nervensystem) Einfluss nimmt. Dabei gibt es zwei Signalwege, über die unser Organismus Informationen aus der Außenwelt empfängt: Augen und Haut. Über die Haut wird dabei nicht nur Vitamin D gebildet, sondern hier nimmt das Sonnenlicht auch einen direkten Einfluss auf zahlreiche Substanzen, die in der Blutbahn zirkulieren. Insbesondere viele Hormone absorbieren ultraviolettes Licht und verändern sich dadurch in ihrer Wirkung. Das spielt zum Beispiel eine wichtige Rolle bei den Stresshormonen, die durch die richtige Dosis Sonnenlicht abgebaut werden können, was wiederum gut ist für die Herz-Kreislauf-Funktionen und das Immunsystem.

Während die natürlichen Lichtquellen einer naturgegebenen Logik folgen, ist dies bei Kunstlicht meistens nicht der Fall. In der Natur ist es während der Nachtstunden immer dunkel und am Tag mehr oder weniger hell. Außerdem verändern sich die Hell- und Dunkelphasen im Wechsel der Jahreszeiten. Unser Organismus hat im Laufe der menschlichen Entwicklung gelernt, wichtige Steuerimpulse aus den natürlichen Änderungen der Lichtumgebung abzuleiten. Wenn man sich nun im Kunstlicht aufhält, gehen alle diese Informationen verloren, denn Kunstlicht wird meistens willkürlich eingesetzt und folgt keiner naturgegebenen Logik. Die unmittelbare Folge dessen ist, dass die innere Uhr verstellt wird, was wiederum unmittelbaren Einfluss auf die hormonellen Abläufe und vegetativen Funktionen hat. Diese können somit durch Kunstlicht empfindlich gestört werden, was vielen chronischen Erkrankungen den Boden bereiten kann.« Eine Verstellung der »inneren Uhr« betrifft die Mehrzahl der Menschen heutzutage. Durch eine verbesserte Lichthygiene lässt sich die innere Uhr wieder ins Lot bringen. Dazu müssen wir zunächst unseren Umgang mit den künstlichen Lichtquellen auf den Prüfstand stellen. Ein wichtiger Aspekt ist, sich vor allem abends vor künstlichem Licht mit hohem Blaulichtanteil zu schützen. Dieser Teil des Lichtspektrums gibt deiner Epiphyse und deiner inneren Zentraluhr das Signal von Tageslicht und kann so ihre Funktionen empfindlich stören. Wenn du abends am PC oder vor dem Fernseher sitzen musst, schütze deine Augen mit einer Hormonschutzbrille, auch Blueblocker-Brille genannt.

Herr Dr. Alexander Wunsch erklärt uns die Wirkungsweise so: »Hormonschutzbrillen sind Brillen mit gelben oder bernsteinfarbenen Filtergläsern, die auch als Bildschirm-Schutzbrillen verwendet werden. Durch diese Filterbrillen werden die kurzwelligen Anteile des Umgebungslichts herausgefiltert, von denen man weiß, dass sie die Bildung von Melatonin am stärksten stören. Das trifft besonders auf den Blaubereich zu, weshalb diese Brillen auch Blaulicht-Schutzbrillen genannt werden. Durch diese Maßnahme schafft man ideale Voraussetzungen für den Körper, sein Melatonin selbst herzustellen; dies ist sozusagen der natürliche Weg.« Der gesamte Organismus leidet, wenn ihm Sonnenlicht fehlt – besonders aber unsere Nervenzellen. Wir brauchen wieder einen artgerechten Umgang mit Licht. Was bedeuten diese Erkenntnisse für uns und unsere Glückshormone? Wie können wir unsere innere Uhr wieder in Ordnung bringen? Raten wir zu einem »zurück auf die Bäume«? Das sicherlich nicht. Aber einige wenige Änderungen im Lebensstil haben uns persönlich sehr geholfen, unsere eigenen Neurotransmitter wieder ins Lot zu bringen.

»When the sun is shining I can do anything;
no mountain is too high, no trouble too difficult to overcome.«
Wilma Rudolph, Olympiasiegerin in Leichtathletik

LESETIPP:

Alexander Wunsch: *Die Kraft des Lichts. Warum wir gutes Licht brauchen und schlechtes Licht uns krank macht*, riva Verlag München 2019

Unsere Natürlich-high-Tipps für mehr Lichthygiene und einen besseren Vitamin-D-Stoffwechsel

- Lasse mindestens zweimal jährlich deinen Vitamin-D-Spiegel testen. Einmal nach dem Sommer (im September). Dieser Wert sagt dir, ob deine Speicher über den Sommer ausreichend aufgefüllt wurden. Ist der Spiegel bereits dann zu niedrig, sollte supplementiert werden. Während der Supplementierung sollte regelmäßig nachgetestet werden, um eine Überdosierung zu vermeiden. Wir halten übrigens nichts von Megadosen von 5000 bis 10 000 I. E. pro Tag. Wir sehen bessere Erfolge und eine bessere Verträglichkeit, wenn in Dosen von 2000 bis 5000 I. E. pro Tag der Vitamin-D-Spiegel aufgefüllt wird. Mehr dazu erfährst du bei den Werkzeugen »Nahrungsergänzungsmittel«
- Eng verknüpft mit der Funktion von Vitamin D ist dein Magnesiumspiegel. Achte darauf, dass du ausreichende Mengen Magnesium in Form von grünem Blattgemüse zu dir nimmst. Am besten überprüfst du anhand einer Labormessung deinen Magnesiumspiegel.
- Bade täglich im Licht! Auch wenn dein Vitamin-D-Wert durch Nahrungsergänzungsmittel bereits auf einem guten Niveau sein sollte, ersetzen Kapseln und Tabletten keinen Aufenthalt im Sonnenlicht. Deine Körperzellen benötigen die tägliche Lichtexposition (auch bei bedecktem Himmel), und zwar nicht nur das UV-B-Licht, sondern alle Lichtanteile der Sonne. Umgib dich möglichst viel mit Sonnenlicht. Ein Aufenthalt von mindestens einer Stunde pro Tag unter freiem Himmel ist notwendig, um gesund zu bleiben.
- Schränke die Verwendung von Sonnenbrillen und Sonnencremes ein. Schütze deine Haut und deine Augen durch Kleidung, Aufenthalt im Schatten und durch einen Hut mit Krempe vor intensiver UV-Strahlung.
- Schaffe dir eine Blueblocker-Brille an. Wenn du abends vor einem Bildschirm sitzen musst, solltest du deine Epiphyse vor dem störenden Blaulicht schützen.
- Verwende Blaulichtfilter auch für deinen MAC, PC oder dein Smartphone.

Mit Bewegung den Nervenzellen auf die Sprünge helfen

Evolutionsforscher gehen davon aus, dass unsere Vorfahren in der Steinzeit am Tag im Durchschnitt 25 Kilometer zurücklegten. Und dies nicht aus Lust und Freude an der Bewegung, sondern auf der Suche nach Nahrung. Bewegung diente in der Evolution in erster Linie dem Überleben. Dieses genetische Programm haben wir immer noch in unseren Zellen gespeichert. Der Mensch ist in Hunderttausenden von Jahren immer ein Bewegungstier gewesen. Das hat unseren Stoffwechsel geprägt und daher ist Bewegungsmangel für so viele Erkrankungen eine Hauptursache. Auch die gesündeste Ernährung und eine optimal zusammengesetzte Darmflora ersetzen daher keine regelmäßige, ausreichende Bewegung!

Was passiert, wenn du den ganzen Tag sitzt? Deine Blutzirkulation verlangsamt sich. Das bedeutet, dass alle Mikronährstoffe langsamer transportiert werden – der Nachschub für die Nervenzellen deines Gehirns kommt ins Stocken. Je häufiger Tryptophan, Tyrosin, Vitamin B_6 und all die anderen wichtigen Substanzen an der Pforte zum Gehirn »anklopfen«, desto mehr dieser Powerstoffe gelangen an ihren Zielort – die Nervenzellen. Und nicht nur das: Regelmäßige Bewegung und eine dadurch bessere Blutzirkulation versorgen die Nervenzellen viel besser mit einem weiteren unverzichtbaren Stoff, der in seiner Bedeutung für die Glückshormone fast immer unterschätzt wird: Sauerstoff.

Wir können mehrere Wochen ohne Nahrung auskommen, einige Tage ohne Wasser, aber nur wenige Minuten ohne Sauerstoff. Gerade das Gehirn ist auf Sauerstoff angewiesen. Bereits nach drei Minuten ohne Sauerstoff können die Nervenzellen irreversiblen Schaden nehmen. Wir müssen atmen, um zu leben, und das ständig. Sauerstoff ist nicht wie andere Mikroelemente speicherbar. Sauerstoff dient in erster Linie der Energieversorgung deines Körpers. Fast der gesamte Sauerstoff, den du einatmest, wird zu den Kraftwerken deiner Zellen transportiert – in die Mitochondrien, um dort unsere Zellenergie (Adenosintriphosphat) zu produzieren. Mehr Sauerstoff bedeutet mehr Antrieb in den Zellen, denn unsere Zellleistungsträger, die Mitochondrien, werden durch Sauerstoff aktiviert.

MITOCHONDRIEN

Die Produktionsstätte von Energie (ATP) in den Körperzellen sind die Mitochondrien. Es sind ovale Zellorganellen, die am Ende des 19. Jahrhunderts entdeckt wurden, aber erst seit circa 20 Jahren das Interesse der Medizin geweckt haben. Fast alle Körperzellen sind mit Mitochondrien ausgestattet. Die Anzahl richtet sich im Wesentlichen nach den Aufgaben, welche die jeweilige Zelle zu erfüllen hat. Mitochondrien benötigen für ihre Funktion vor allem Sauerstoff, B-Vitamine, Coenzym Q10, Vitamin D, Magnesium, Mangan, Eisen, Kupfer und Zink. Nährstoffmangel und Sauerstoffmangel können daher schnell die Energieproduktion in der Zelle beeinträchtigen und somit zu Störungen der Zellleistung führen.

Ohne Adenosintriphosphat (ATP) läuft nichts im Körper – besonders aber unsere Gehirnzellen benötigen große Mengen davon, unter anderem auch, um die Glückshormonproduktion am Laufen zu halten. Daher sind diese Zellen auch mit besonders vielen Mitochondrien ausgestattet. Bis zu 1000 Zellkraftwerke produzieren in jeder Zelle unermüdlich ATP.

Wie kommt Sauerstoff nun von der Lunge über die roten Blutkörperchen in die kleinsten und entferntesten Zellen im Gehirn? In erster Linie über Bewegung!

Wenn du den überwiegenden Teil des Tages sitzend verbringst, dann atmest du im Durchschnitt circa 12 000 Liter Luft ein und nimmst auf diesem Wege 2500 Liter Sauerstoff zu dir. Das ist quasi die Basis, die du zum Überleben benötigst. Damit arbeiten die Mitochondrien auf Low-Level. Kein Wunder, wenn du dich dann am Ende des Tages müde und schlapp fühlst: wenig Sauerstoff = wenig Zellenergie ATP = weniger Glückshormone. Die Leistung deiner Mitochondrien lässt sich auch durch Labordiagnostik nachweisen.

Die gesteigerte Glückshormonproduktion – vor allem an Serotonin –, die mit Bewegung einhergeht, ist für das Hochgefühl nach einer anstrengenden körperlichen Herausforderung verantwortlich. Das hast du sicher auch schon einmal erlebt. Man fühlt sich zwar körperlich geschafft, aber erlebt ein Gefühl der Erfüllung und großen Zufriedenheit – einige sprechen in diesem Zusammenhang auch von einem »Flow-Gefühl« – also einem fast rauschähnlichen Zustand.

FUNKTIONSTEST FÜR MITOCHONDRIEN

Die moderne Labordiagnostik ermöglicht mittels Urin- oder Blutanalysen die Untersuchung der Mitochondrienfunktion. Hier haben sich folgende Analysen als sinnvoll erwiesen: Laktat-Pyruvat-Balance, organische Säuren (Urin), LDH-Isoenzyme, ATP-Messung im Blut.

Dieses Phänomen beschäftigt Wissenschaftler schon lange. Gerade in den letzten Jahren wurde der Einfluss von regelmäßiger Bewegung und sportlicher Aktivität auf den Verlauf von Depressionen und Ängsten auch wissenschaftlich erforscht.

Wir möchten dich hier nicht mit Studien überladen. Bei Interesse kannst du in der medizinischen Datenbank PubMed.gov zum Beispiel unter den Stichworten »Serotonin and exercise« Zugang zu vielen verschiedenen wissenschaftlichen Untersuchungen bekommen. Die meisten Studien kommen durch klinische Studien oder Tierversuche zu dem Ergebnis, dass Bewegung, Krafttraining und Ausdauersport einen positiven Einfluss auf die Funktion unserer Nervenzellen und unsere Botenstoffe haben.

Wenn wir uns müde, deprimiert, ängstlich und vor allem antriebslos fühlen, steht uns doch eher der Sinn nach Bett und Couch als nach Sport. Das kennen wir selbst zur Genüge. Allein der Gedanke aufzustehen, um sich ein wenig zu bewegen, kann dann für einige Menschen schon zu viel sein. Trotzdem ist es gerade dann wichtig, dem inneren Schweinehund etwas entgegenzusetzen. Nur wie?

Dazu haben wir Herrn Prof. Dr. Froböse gefragt. Der Sportwissenschaftler bringt leidenschaftlich gern Bewegungsmuffel von der Couch ins Schwitzen. Bei Kyra – die Sport nicht zu ihren Leidenschaften zählte – hat er es mit seiner überzeugenden, motivierenden Art mittlerweile geschafft.

Die meisten Menschen verbringen ihren oft sehr stressigen Arbeitsalltag sitzend. Zum täglichen Stress kommt dann oft noch der Bewegungsmangel. »Sitzen ist das neue Rauchen«, sagen einige Mediziner. Ist das wirklich so? Was passiert mit uns, wenn wir tagein, tagaus stundenlang unter Strom sitzen und uns abends erschöpft ins Bett oder auf das Sofa fallen lassen?

Ja, in der Tat: Sitzen ist das neue Rauchen, und dieser Risikofaktor wird immer noch unterschätzt. Jeder weiß aus eigener Erfahrung, wie es ist, wenn man nach mehreren Stunden Autofahrt eine Pause macht: Beim Aussteigen merkt man, wie verspannt die Muskeln sind, wie ermüdet und schlapp man sich dann fühlt. Warum ist das so? Alle Körperzellen werden unterversorgt – nicht nur mit Nährstoffen, sondern vor allem auch mit Sauerstoff. Nährstoffmangel in Kombination mit Sauerstoffmangel – das fühlt man schon nach kurzer Zeit. Wenn dies tagein, tagaus Routine ist, bleiben Folgeschäden für den Organismus nicht aus. Die Zellen werden zwangsläufig degenerieren. Dies merken wir natürlich auch sehr schnell im Gehirn, das auf Sauerstoff- und Nährstoffmangel sehr empfindlich reagiert.

Wir leiden dann an den üblichen Zeichen wie Konzentrationsstörungen, ständiger Müdigkeit und anderen Symptomen. Natürlich leidet auch der restliche Organismus, vor allem die Muskulatur und der Knochen- und Gelenkapparat. Wir sind zum Dauersitzen einfach nicht geeignet.

Wer nach einem langen Arbeitstag, den viele Menschen natürlich in erster Linie am Schreibtisch sitzend verbringen, nach Hause kommt, ist dann einfach müde. Diese Müdigkeit resultiert aber nicht aus körperlicher Belastung, sondern kommt vom Nährstoff- und Sauerstoffmangel.

Bewegung ist also lebensnotwendig und sollte nicht nur als Hobby angesehen und betrieben werden. Was genau ist bekannt? Warum kann sich regelmäßige Bewegung positiv auf unsere Glückshormone auswirken und so ein unterstützendes Werkzeug bei der Bekämpfung von Ängsten, Depressionen und Unruhezuständen sein?

Die Sportwissenschaft hat mittlerweile in vielen klinischen Studien den positiven Effekt von Bewegung auf die Spiegel und die Funktion von Serotonin, Dopamin, Noradrenalin und GABA durch quantitative Messungen belegen können.

Was jeder sofort als subjektive Verbesserung erfahren kann, wenn er sich von der Couch erhebt und sich bewegt: Die schwarzen Wolken im Kopf sind nicht mehr ganz so schwarz, sondern gehen eher ins Grau. Das hat auch damit zu tun, dass man bei Bewegung größere Gehirnregionen beanspruchen und somit sich von quälenden Gedanken eine Zeit lang verabschieden muss.

Mittelfristig hat die bessere Versorgung des sehr empfindlichen Gehirns mit Nährstoffen und Sauerstoff einen regulativen Effekt. Dabei wird die Funktion der Neurotransmitter – und natürlich auch alle anderen Körperzellen – wieder in ein Gleichgewicht gebracht. Grundsätzlich gilt: Jede Bewegung ist besser als keine Bewegung! *»Der Geist ist willig, aber das Fleisch ist schwach« – wer kennt den Spruch nicht? Leider ist nicht jeder ein geborener Sportler und oft fehlen Zeit und die nötige Motivation, gerade wenn unsere Dopamin- und Noradrenalinspiegel ohnehin schon erniedrigt sind. Haben Sie bestimmte Tipps für mehr Bewegung im Alltag – vor allem für Bewegungsmuffel und Unmotivierte?*

Viele Menschen meinen, dass sie nur dann einen positiven Effekt für sich haben, wenn sie Extremsport machen, also zum Beispiel Marathontraining oder Ähnliches absolvieren. Das ist schlichtweg falsch. Wir wissen heute, dass der oben beschriebene Regulationseffekt von Bewegung vor allem dann einsetzt, wenn wir uns in der Belastung noch subjektiv unterfordert fühlen. Nicht wenn wir uns auspowern. »Größer, schneller, weiter« ist genau der falsche Ansatz! Dies fördert chronische Entzündungsprozesse im Körper und somit auch im Gehirn.

Es geht vielmehr um moderate Bewegung, die auf keinen Fall zu belastend sein sollte. Ich sage bewusst »Bewegung« und nicht »Sport« , denn unser Körper weiß nicht, ob wir uns gerade in ein schickes Sportdress geworfen haben oder nur einfach mit schnellen Schritten unseren Einkauf zu Fuß und mal nicht mit dem Auto erledigen. Die Zellen registrieren: »Aha – mein Besitzer ist unterwegs.«

Es gibt auch keine richtigen oder falschen Sportarten, solange sie individuell und nicht belastend ausgeübt werden. Der Spruch »Jeder Jeck ist anders« gilt auch hier. Der eine läuft sehr gerne, der andere schwimmt und der Dritte macht gerne Indoor Cycling. Als Faustregel kann man sich merken: Es sollte bei Untrainierten zwischen 50 Prozent und 60 Prozent der maximalen Pulsfrequenz angestrebt werden. Mehr nicht!

MAXIMALE HERZFREQUENZ/PULS

Bei Männern: 220 minus Lebensalter
Bei Frauen: 226 minus Lebensalter

Konkret bedeutet dies, dass ein Mann von 45 Jahren eine maximale Herzfrequenz von 175 hat. Bei 50 Prozent liegt er bei einem Belastungspuls von circa 88 Schlägen pro Minute. Ein relativ niedriger Puls, der aber für unsere Zwecke vollkommen ausreichend ist.

Weiterhin ist wichtig, dass die Bewegung regelmäßig, also fünf- bis sechsmal pro Woche circa 20 bis 30 Minuten, ausgeübt wird. Sie muss in den Alltag integrierbar sein, und das mit relativ geringem Aufwand. Ansonsten ist die Gefahr zu groß, dass man es wieder nicht durchhält. Der Mensch ist ein Gewohnheitstier, daher empfehle ich möglichst täglich eine kleine Bewegungseinheit, immer zur selben Zeit.

Und noch etwas: Fast jeder fällt nach sechs bis acht Wochen Training in ein Motivationsloch. Das ist normal. Wenn man dies vorher weiß und berücksichtigt, fällt es leichter, dieses durchzustehen. Ich empfehle, sich selber zu belohnen, wenn man dieses Tal durchschritten hat, zum Beispiel durch ein leckeres Essen, neue Schuhe oder Ähnliches. Das Belohnungssystem im Gehirn registriert dies positiv.

Herr Prof. Dr. Froböse, wir danken für dieses Gespräch.

LESETIPP

Wer sich von Prof. Dr. Ingo Froböse inspirieren lassen möchte, dem empfehlen wir seinen YouTube-Kanal oder seinen Blog auf www.ingo-froboese.de.

Bewegung schont unsere Glückshormonreserven, indem Stress sinnvoll abgebaut und der Aufbau neuer Reserven unterstützt wird.

Als ersten Schritt hilft es oft, sich seinen Bewegungsmangel bewusst zu machen. Dazu ist ein Schrittzähler, der in jedem Smartphone integriert ist, besonders geeignet. Wenn du am Ende des Tages weniger als 10 000 Schritte zurückgelegt hast, bist auf weniger als sechs Kilometer Gehstrecke gekommen. Das sollte dich motivieren, die Abendstunden noch zu nutzen.

Wie viel Bewegung schaffst du im Alltag?

Zur Erinnerung: Glückshormonfördernde Bewegung sollte nicht belastend, aber regelmäßig – am besten täglich – ausgeübt werden. *»Bewegung ist keine Freizeitbeschäftigung, sondern eine biologische Notwendigkeit.«*

Dr. Michael Desphegel-Schöne, Sporttherapeut

Unsere Natürlich-high-Tipps für glückshormonfördernde Bewegung

- Bewegung bewusst in den Alltag integrieren: Aufzüge und Rolltreppen vermeiden, für kurze Strecken Fahrrad oder Roller (kein E-Scooter!) benutzen – setz dir erreichbare Ziele, die du anhand deines Schrittzählers selber gut kontrollieren kannst.
- Schaff dir ein kleines Trampolin für zu Hause an und tobe dich dort täglich zehn Minuten bei flotter Musik aus (wirkt Wunder auch bei Stress und Ärger!).
- Nordic Walking und Wandern sind die natürlichsten Bewegungsarten für unseren Organismus. Wenn du die Möglichkeit hast, gehe täglich eine Runde spazieren.
- Auch ohne Geräte möglich: Das Neun-Minuten-Workout nach Prof. Dr. Froböse.
- Wie wäre es mit Tanzen? Tango, Barre-Workout, Ballett, Zumba ... das macht vor allem vielen Frauen Spaß.

Schon Aristoteles wusste anscheinend um die Bedeutung der Bewegung. Er gründete um circa 360 vor Christus die philosophische Denkschule »Peripatos« – zu Deutsch: »Wandelhalle«. Seine Anhänger, die Peripatetiker, sollten sich vor allem im Umherwandeln philosophischen Überlegungen hingeben. Denn: Bewegung fördert den Geist.

WAS AN DEINEN NERVENZELLEN ZEHRT

Nervenzellen sind Sensibelchen. Sie reagieren auf alle schädlichen Einflüsse unmittelbar. Kurzfristige Belastungen stecken sie in der Regel aber erstaunlich gut weg. Länger anhaltender Stress ist nichts für sie. Dabei ist Stress für unsere Nervenzellen nicht nur der ewige Zoff mit dem Partner oder der nervende Kollege, der an deinem Stuhl sägt. Es gibt noch weitere Faktoren, die die Glückshormonproduktion stark beeinträchtigen können.

Chronischer (Psycho-)Stress

Wir alle stehen beruflich und/oder privat mehr oder weniger unter Stress. Für kurzfristige Belastungen gibt es Regulationsmechanismen im Körper. Er ist daher in der Regel unproblematisch, dafür sind wir genetisch »gerüstet«

Denn unsere Reaktion auf Stress verläuft nach einem bestimmten genetischen Muster ab. Zunächst kommt es zu einer sogenannten Fight-or-flight-Reaktion, das heißt, wenn wir Gefahr empfinden, sind wir von der Evolutionsentwicklung her so angelegt, dass wir uns in Sicherheit bringen (flight) oder den Kampf mit dem Stressor (fight) aufnehmen wollen. Je nach Situation. Diese Entscheidung trifft das Gehirn innerhalb von Millisekunden. Unter Stress kann der Körper dank der Hormone der Nebennieren (Cortisol, Adrenalin) seine Körperfunktionen blitzschnell anpassen und den Überlebensmodus einschalten. Es findet eine rasant schnelle Interaktion zwischen Nebennieren und dem zentralen und vegetativen Nervensystem statt. Alle Organe werden in »high alert« gesetzt: Der Hypothalamus, die Hypophyse, die einzelnen Neuronen (Nervenzellen), Blutdruck und Puls steigen, das Schmerzempfinden sinkt, der Blutzucker steigt, die Aufmerksamkeit erhöht sich – wir sind bereit zu kämpfen oder zu fliehen.

Aus Sicht der Evolution ist dieser Mechanismus überlebenswichtig, um auch in der Natur auf Gefahren – zum Beispiel das Zusammentreffen mit einem Säbelzahntiger – unverzüglich reagieren zu können. Die Fight-or-flight-Reaktion ist unspezifisch, das heißt, sie läuft immer gleich ab, wenn das Gehirn eine massive Bedrohungssituation empfindet (auch wenn sie nicht real ist, sondern nur in der Vorstellung existiert). Das kann ein Einbrecher sein, den man überrascht, eine Auseinandersetzung mit dem Partner, die aufreibende Wirkung eines spannenden Horrorfilms oder aber der tägliche, immer wiederkehrende Psychostress bei der Arbeit.

Zunächst kommt es durch Interaktion zwischen den Stresshormonen der Nebenniere – Cortisol und Adrenalin – und des vegetativen Nervensystems zu einer vermehrten Produktion von Glückshormonen. Viele fühlen sich zunächst einmal beschwingt. Das gibt uns ein kurzfristiges High-Gefühl und eine deutliche Leistungssteigerung, die allerdings nicht lange anhält. Auf die Dauer geht Stress aber massiv an die Substanz – auch an die der Glückshormone. Der Mikronährstoffbedarf steigt. Decken wir diesen Bedarf nicht mit einem entsprechenden Nachschub ab, kann es schnell zu einem Engpass in der Produktion kommen. Dies kann einen Mangel an den gewünschten Hormonen zur Folge haben.

Nehmen wir nur zum Beispiel einmal Vitamin C. Jeder weiß, dass unter Dauerstress der Vitamin-C-Spiegel sinkt, weil der Bedarf einfach höher ist. Wer sich dann nicht mit einer Extraportion Vitamin C versorgt, wird die Auswirkungen bald zu spüren bekommen. Der Körper kann unter den Bedingungen nicht mehr effektiv seine Glückshormone Serotonin oder Noradrenalin aufbauen, weil schlichtweg der Baustoff fehlt. Dies gilt natürlich nicht nur für Vitamin C, sondern auch für alle Bau-, Hilfs- und Betriebsstoffe. Wer unter Stress steht, vernachlässigt oft seine Ernährung. Dabei müssten wir gerade in diesen Zeiten besonders auf unsere Nährstoffversorgung achten. Power Food statt Fast Food wäre ein sinnvoller Ansatz.

STRESS

Den Begriff »Stress« verdanken wir dem bekannten Biochemiker und Hormonforscher Dr. Hans Selye (1907–1982). Er gilt mit 39 Büchern und 1700 Arbeiten allein zu diesem Thema als Vater der Stressforschung. Sein Hauptwerk *Stress beherrscht unser Leben* aus dem Jahr 1957 ist auch heute noch brandaktuell und lesenswert. In diesem definierte er »Stress« wertneutral als jeden körperlichen (!) Zustand unter Belastung als Reaktion auf Reize.

Chronischer Stress erhöht den Bedarf der Nervenzellen an Bau-, Hilfs- und Betriebsstoffen. Dauerstress kann auf vielen Körperebenen zu Stoffwechseländerungen führen: Die Nebennieren schütten ständig zu viel Cortisol und Adrenalin aus. Blutdruck und Blutzucker steigen permanent an. Die Folgen des hohen Cortisols sind ein schwaches Immunsystem und die Tendenz zu einer Insulinresistenz und somit zum Diabetes Typ 2 (Altersdiabetes). Der hohe Blutdruck und erhöhte Puls belasten zudem das Herz-Kreislauf-System auf die Dauer sehr.

Was ist die Ursache, dass die Menschen sich heute so gestresst fühlen? Fragen wir unsere Patienten nach ihren persönlichen Stressfaktoren, so wird in den meisten Fällen »der Job« immer als Erstes genannt. Was hat sich in unserer Berufswelt in den letzten Jahren verändert?

Auskunft gibt der Stressreport 2012, der von der Bundesanstalt für Arbeitsschutz und Arbeitsmedizin veröffentlicht wurde. Seine Ergebnisse beruhen auf der Umfrage von mehr als 17 000 Menschen zu ihren Arbeitsbedingungen und -belastungen. Die Befragten berichteten, dass vor allem »Multitasking« (also verschiedene Arbeiten gleichzeitig anstatt hintereinander erledigen zu müssen) sowie dauernder Termin- und Leistungsdruck als Stressfaktor empfunden werden. Dieser Kreislauf beginnt jeden Tag aufs Neue: die Gefühle in sich zu haben, nicht mithalten zu können und dass die erbrachte Leistung nicht gut genug ist. Das schafft innerlich einen permanenten Druck, der die Angst schürt, den Arbeitsplatz möglicherweise zu verlieren.

Wir sind fast 24/7 erreichbar. Nicht nur, dass wir ständig telefonisch erreichbar sind, gleichzeitig checken wir E-Mails und sind in mehreren sozialen Netzwerken aktiv – auch das noch weit in den Feierabend hinein. Diese Reizüberflutung ist eine große Herausforderung beziehungsweise Überforderung für unser Nervensystem. Das Burn-out-Syndrom – vor vielen Jahren noch belächelt – wird in Zukunft Bestandteil des Diagnosekatalogs der WHO werden. Erschöpfung durch chronische Belastung im Beruf ist eine Erkrankung unserer Zeit.

Was sind deine »Säbelzahntiger«, die deine Nerven ständig strapazieren?

- Ständiger Ärger mit dem Chef und den Kollegen
- Finanzielle Probleme
- Stress mit den Nachbarn
- Pflegebedürftige Eltern
- Familiärer Kummer
- Streit mit den Kindern, Enkeln oder dem Partner
- Fehlende soziale Kontakte

Für den Körper ist eine dauerhafte Belastung sehr ungesund, daher ist es enorm wichtig, Dauerstress zu vermeiden. Das klingt jetzt leichter gesagt als getan! Eine Umstellung des Lebens ist für viele Menschen von heute auf morgen nicht möglich. Das wissen wir aus eigener Erfahrung. Nicht jeder Konflikt lässt sich kurzfristig lösen. Die Folgen einer chronischen Stressbelastung lassen sich allerdings durch verschiedene Methoden abmildern.

Herr Prof. Dr. Ingo Froböse erklärt die Bedeutung von Bewegung in chronischen Stresssituationen: »Durch die ständige Anspannung, Termindruck, Multitasking und so weiter erhöhen wir automatisch unseren Stresspegel. Unter Stress schüttet der Körper vermehrt Adrenalin und Cortisol aus. Das ist gut messbar und zeigt sich in erhöhten Adrenalin- und Cortisolspiegeln. Ich nenne das auch ›Überhitzung‹ – ohne sich körperlich zu verausgaben. Die ständige Erhöhung von Stresshormonen wirkt sich in der Folge auch negativ auf die Neurotransmitter im Gehirn aus.

Gegen die Realität der Arbeitswelt lässt sich nun wenig ausrichten. Kaum einer wird einen Arbeitsplatz finden, der auf die wirklichen körperlichen Anforderungen Rücksicht nimmt. Aber wir können gegensteuern. Wir brauchen dann dringend einen Ausgleich, ich nenne es den ›Cool down‹-Button, mit dem wir unsere Regulation wieder unterstützen. Dieser Ausgleich kann nur durch Bewegung geschaffen werden und nicht durch ein Rumliegen abends auf der Couch beim Netflix-Gucken. Innerlich spannt uns das abendliche TV-Programm nur noch mehr an. Wir waren tagsüber ja schon über acht bis neun Stunden so steif und legen mit dem Faulenzen auf der Couch noch einen obendrauf. Kein Wunder, dass viele Menschen unter massiven Schlafstörungen leiden. Unser Körper muss zum Tagesende herunterfahren, die

Körpertemperatur muss sinken, Blutdruck und Puls müssen sich senken. Das erreicht man in erster Linie durch individuell angepasste Bewegung.

Darüber hinaus können wir durch Bewegung eine Änderung im Bereich der Stresshormone Cortisol und Adrenalin einleiten. Der Körper ›badet‹ dann nicht mehr ständig in diesen Hormonen mit all ihren negativen Auswirkungen wie der Unterdrückung des Immunsystems und der Verschlechterung des Glukose- und Insulinstoffwechsels, der Erhöhung von Blutdruck und Puls und damit einer ständigen Belastung des Herz-Kreislauf-Systems. Die Nebenniere kann regenerieren und die ständige Befeuerung der Neurotransmitter im Gehirn über die Cortisol-Adrenalin-Achse hört endlich auf.«

Das Zauberwort gegen chronischen Stress lautet »Stressabbau« – das ist viel leichter gesagt als getan. Das Wichtigste ist, dass wir diesen nicht auf den Urlaub, das nächste lange Wellnesswochenende oder auf »irgendwann einmal« verschieben. Am besten ist es, sich in einer stressfreien Lebensphase täglich für eine kleine Bewegungseinheit zu motivieren. Darüber hinaus gibt es noch weitere Methoden, die du ohne großen zeitlichen oder finanziellen Aufwand ausüben kannst.

Unsere Natürlich-high-Powertipps bei chronischer Stressbelastung

- Digital Detox! Schalte dein Smartphone abends aus. Gönne dir und deinen Nervenzellen eine Pause von der kontinuierlichen Reizüberflutung.
- Bewegung lenkt die tägliche Cortisolflut wieder in normale Bahnen. Mach es dir in stressreichen Lebensphasen zur Pflicht, dass du dich mindestens 30 Minuten pro Tag bewegst.
- Studien zufolge reduziert bereits ein Aufenthalt von 20 Minuten in der Natur unser Stresshormon Cortisol deutlich. Die Japaner haben daraus einen Trend entwickelt, der auch bei uns immer bekannter wird: das Waldbaden. Die Farben, die Gerüche, die Waldluft mit ihren vielen Wirkstoffen – das alles wirkt wie Medizin auf uns.
- Regelmäßige Sauna- und Dampfbadbesuche stärken nicht nur die Immunabwehr, sondern lassen auch den Cortisolspiegel sinken.
- Lerne die progressive Muskelentspannung nach Jacobson. Die Methode des amerikanischen Arztes Dr. Edmund Jacobson wirkt zuverlässig und kann überall in wenigen Minuten durchgeführt werden. Auch das

Erlernen ist recht einfach. Auf YouTube findest du viele gute Videos dazu.

- Höre deine Lieblingsmusik und singe mit. Das ist Atemtherapie, die auch noch Spaß macht.
- Lass dich massieren: Kopf-, Fuß- oder Ganzkörpermassagen sind wunderbare Entspannungsmethoden, die nicht nur der Seele, sondern auch dem Körper guttun.

Die instabile Halswirbelsäule

Manchmal ist es gar nicht der chronische Psychostress, der Bewegungsmangel oder ein regelmäßiger Ernährungsfehler, der unsere Glückshormonspeicher mit der Zeit zunehmend leert. Wir können alles »richtig« machen, aber wenn die Halswirbelsäule instabil ist, wird dies zu einem Krankheitsfaktor, der immer noch massiv unterschätzt ist. Eine instabile Halswirbelsäule ist ein Volksleiden. Sie entsteht oft nach Bagatellverletzungen wie kleinen Auffahrunfällen, Sportverletzungen, Stürzen im Haushalt. Dinge, die fast jedem im Laufe des Lebens widerfahren, denen aber im Allgemeinen keine große Bedeutung zugemessen wird. Durch Verletzungen, chronische Fehlhaltungen (ständiges Sitzen), lange Operationen mit Überstreckung des Kopfes während der Narkose können zu Schädigungen der Bandstrukturen am Genickgelenk führen und zu (irreversiblen) Reizungen der Propriozeptoren führen. Der Körper reagiert mit einer ständigen Freisetzung von Stickoxid (NO-Gas). Dieses Gas wird bei Bedarf von allen Körperzellen produziert und hat verschiedene überlebenswichtige Funktionen, zum Beispiel in der Immunabwehr. Wenn es jedoch immerzu und in großer Menge produziert wird, führt dies oft zur Bildung eines Zellgiftes: Peroxinitrit. Diesen Zustand nennen die Forscher nitrosativen Stress. Peroxinitrit ist in der Lage, die wichtigen Baustanzen für die Glückshormone Serotonin, Dopamin und Noradrenalin zu zerstören.

Trifft Peroxinitrit auf die Aminosäuren Tyrosin und Tryptophan, entsteht Nitrotyrosin beziehungsweise Nitrotryptophan. Das ist für unsere Glückshormonsynthese fatal. Nitrotyrosin und Nitrotryptophan sind für den Aufbau von Dopamin, Noradrenalin und Serotonin nicht mehr zu verwenden. So kommt es zu einem Mangel an diesen Substanzen, obwohl du dich ausreichend mit diesen Aminosäuren versorgst.

DIE HALSWIRBELSÄULE

Sie besteht anatomisch aus sieben Halswirbeln, die sich in zwei Funktionseinheiten untergliedern. Der erste Halswirbel wird Atlas genannt, der zweite Halswirbel Axis. Beide stellen gemeinsam das Genickgelenk dar. Auf dem Atlas lastet das gesamte Gewicht des Kopfes (circa vier bis sechs Kilo). Der zweite Halswirbel ist durch einen Keil mit dem Atlas verbunden. Beide Wirbel haben keine Bandscheibe. Der Atlas ermöglicht die Nickbewegung, der Axis die Drehbewegung des Kopfes. Im Bereich des Genickgelenkes befinden sich viele Sensoren (Propriozeptoren), die der Verarbeitung von Nerveninformationen dienen. Diese Sensoren reagieren auf Dehnung, Druck und Erschütterung.

Die Folgen sind nicht nur Serotonin-, Dopamin- und Noradrenalinmangel, sondern auch eine Unterfunktion der Schilddrüse und des Nebennierenmarks und Störungen in der Hautpigmentierung. Sie alle benötigen Tyrosin.

Die Diagnostik von nitrosativem Stress erfolgt durch eine Blutanalyse auf den Marker 3-Nitrotyrosin.

Ein Anstieg dieses Markers ist in der Regel ein Hinweis auf eine instabile Halswirbelsäule, vor allem wenn auch Beschwerden vorliegen, die darauf hindeuten können, beziehungsweise Verletzungen in der Vergangenheit bestanden haben. Den Zusammenhang zwischen einer instabilen Halswirbelsäule und psychiatrischen Beschwerden konnte der Rostocker Internist Dr. Bodo Kuklinski sehr gut belegen.

Die Behandlung der Halswirbelsäule gehört immer in die Hände eines erfahrenen Osteopathen oder Physiotherapeuten.

Unsere Natürlich-high-Tipps für eine stabile Halswirbelsäule

- Vermeide Sportarten, die mit Verletzungen des Kopfes einhergehen können, insbesondere Kampfsportarten. Aber auch Kopfbälle haben ein hohes Schädigungspotenzial.
- Achte auf eine aufrechte Halswirbelsäule beim Sitzen. In der Regel fällt der Kopf nach vorne und die Halswirbelsäule »knickt« ab.
- Trainiere nicht nur Bauch, Beine, Po, sondern vor allem die Muskulatur der Halswirbelsäule – am besten mit einem Trainer.

- Achte darauf, dass deine Halswirbelsäule nachts nicht »abknickt«. Wähle dein Kissen so aus, dass deine Halswirbelsäule gestützt wird.

Pyrrolstörungen: KPU und HPU

»Ich vertrage keinen Alkohol.« – »Ich habe viele Nahrungsmittelallergien.« - »Ich kann durch keine Parfümerie gehen, ohne dass ich Kopfschmerzen bekomme.« – »Auf Psychopharmaka reagiere ich mit schlimmen Nebenwirkungen.«

Typische Stimmen von Pyrrolikern. Sie leiden an vielen verschiedenen Befindlichkeitsstörungen und Symptomen, für die es oft keine »handfeste« Erklärung gibt. Oft werden sie von ihrer Umwelt belächelt oder sogar als Hypochonder verspottet.

Pyrrolurien sind Stoffwechselstörungen, die zwar recht häufig vorkommen, aber hierzulande (noch) weitestgehend unbekannt sind. In der Schulmedizin spielen sie keine Rolle. Man geht davon aus, dass ungefähr zehn Prozent der Bevölkerung weltweit betroffen ist. Das Verhältnis von Frauen zu Männern beträgt 9 : 1.

Die beiden Formen Krytopyrrolurie und Hämopyrrolaktamurie sind die relevantesten und am besten untersucht. Beide unterscheiden sich unwesentlich voneinander. Unbehandelt führen beide fast immer zu einer Störung der Glückshormonsynthese.

Die Kryptopyrrolurie hat bereits eine recht lange Geschichte. Durch Laboruntersuchungen fiel Psychiatern in den USA in den 1950er-Jahren auf, dass bei Patienten, die an Schizophrenie erkrankt waren, oftmals eine bislang unbekannte chemische Substanz im Urin nachweisbar war. Diese zeigte sich in der Anfärbung als malvenartiger Farbton. Ärzte nannten dieses Phänomen daher zunächst »Mauve Factor Disease« oder »Malvaria«. Im Jahr 1969 gelang es dem Chemiker Donald Irvine, die chemische Struktur des »Malvenfaktors« zu klären. Es handelt sich um 2,4-Dimethyl-3-Äthylpyrrol, eine Pyrrolverbindung, die Vitamin B_6, Zink und Mangan und teilweise auch Chrom III bindet und so über den Urin ausleitet.

Pyrrolurien treten familiär gehäuft auf, daher wird ein genetischer Hintergrund vermutet. Neben der genetischen Variante kommen – bedingt durch Umweltgifte und Halswirbelsäulentraumata – mittlerweile auch vermehrt erworbene Formen vor. Eine Störung, bei der ständig Vitamin B_6, Mangan und Zink über den Urin verloren gehen, raubt den Nervenzellen die wichtigsten Co-Faktoren für die Produktion der Glückshormone.

Wie bereits mehrfach erwähnt, spielt vor allem Vitamin B_6 beim Aufbau aller Glückshormone eine entscheidende Rolle. Serotonin, Dopamin, Noradrenalin und GABA – sie alle hängen von ausreichenden Mengen dieses Vitamins ab. Ohne Zink und Mangan kann die GABA-Synthese nicht regelgerecht funktionieren.

Menschen mit Pyrrolurien leben in einem ständigen Vitamin-B_6-, Zink- und Mangandefizit, der nicht durch eine gesunde, vollwertige Ernährung ausgeglichen werden kann.

PYRROLE

Pyrrole sind Stoffwechselendprodukte des Abbaus bestimmter körpereigener Eiweißmoleküle, den Häm-Gruppen. Diese sind Bestandteil vieler verschiedener Enzyme und anderer Substanzen, wie zum Beispiel das Hämoglobin.

Menschen ohne Pyrrolstörung scheiden Pyrrole über die Gallensäuren und somit über den Stuhl aus. Menschen mit einer Pyrrolstörung scheiden diese zudem über den Urin aus.

Der kombinierte Mikronährstoffmangel betrifft nicht nur die Nervenzellen, sondern auch den restlichen Organismus. Daher fallen Pyrroliker oft auch durch eine große Symptomvielfalt auf:

- Hauterkrankungen (vor allem Psoriasis, Neurodermitis)
- Haarausfall
- Chronische Müdigkeit
- Muskelschwäche
- Schilddrüsenstörungen (vor allem Hashimoto-Thyreoiditis)
- Migräne
- Legasthenie

- Alkoholunverträglichkeit
- Arthrose
- Osteoporose
- Schwindel
- Migräne
- Doppelbilder
- Prämenstruelles Syndrom
- Unfruchtbarkeit
- Häufige Fehlgeburten
- Durchfälle
- Verstopfung
- Nahrungsmittelunverträglichkeiten
- Infektanfälligkeit
- Myome
- Gallensteine
- Akne
- Medikamentenunverträglichkeit

Grundsätzlich zeigen sie immer auch typische Glückshormonmangel-Symptome wie …

- Ängste,
- Schlafstörungen,
- Zwänge,
- ADHS/ADS,
- Depressionen,
- Unruhe.

LABORTEST PYRROLURIE

Der Nachweis einer Pyrrolstörung gelingt in der Regel durch den ersten Morgenurin oder durch eine Probe des 24-Stunden-Urins. Wichtig ist, dass vor dem Test Nahrungsergänzungsmittel mit Mangan, Zink und Vitamin B_6 mindestens eine Woche abgesetzt werden.

Pyrrolurien bedeuten für viele Menschen eine Vielzahl unspezifischer Leiden, zum Teil aber auch schwere Erkrankungen. Durch Unkenntnis vieler Ärzte und Heilpraktiker werden diese Menschen häufig rein symptomatisch behandelt.

Der Urin-KPU-Test ist zuverlässig und führt nach unseren langjährigen Erfahrungen in circa 80 Prozent der Fälle zu einem eindeutigen Ergebnis. Das heißt, liegt eine KPU vor, so zeigt dieser Urintest auch erhöhte Werte an. In 20 Prozent der Fälle liegt zwar eine KPU vor, der Urintest fällt aber falsch-negativ aus. Daher empfehlen wir bei einem Verdacht immer eine Kombination von KPU-Urintest und den Laborwerten Zink im Vollblut, Mangan im Vollblut und Cystathionin im Urin (Marker für Vitamin-B_6-Mangel). Der Blutwert für Vitamin B_6 liefert hier leider keine aussagekräftigen Informationen. Falls der Cystathioninwert im Urin erhöht ist, zeigt dies einen Vitamin-B_6-Mangel an.

»Es wäre besser, wenn die Leute, anstatt beim Essen noch einmal mit Pfeffer und Salz zu würzen, Vitamin B_6 und Zink dazu nehmen würden.«
Dr. Carl Pfeiffer

In den USA ist die »Pyrroluria« dank der Aufklärungsarbeit von Dr. C. Pfeiffer und Dr. W. Walsh mittlerweile bei ganzheitlich arbeitenden Ärzten ein fester Begriff und wird häufig in eine Differenzialdiagnose miteinbezogen. Erfreulicherweise gibt es auch in Deutschland mittlerweile viele Ärzte und Heilpraktiker, welche die Bedeutung dieser Stoffwechselstörung erkannt haben. Zudem gibt es eine Reihe von Laboren, die den speziellen Urintest zum Nachweis von Pyrrolstörungen durchführen.

Nach dem Tod von Dr. Carl Pfeiffer im Jahr 1988 wird sein geistiges Erbe von Dr. William Walsh weitergeführt, der mit seinem gemeinnützigen Walsh Research Institute weiterhin Pionierarbeit bei der Erforschung von Hirnstoffwechselstörungen leistet. Seine Arbeit ist wegweisend für die moderne Psychiatrie, die in den USA mittlerweile auch unter Psychiatern einen wichtigen Stellenwert hat. In Europa sind die Erkenntnisse weitestgehend unbekannt. Wir haben Dr. Walsh in Chicago getroffen.

Herr Dr. Walsh, Sie beschäftigen sich seit Jahrzehnten mit der orthomolekularen Medizin. Bitte geben Sie uns einen kurzen Überblick über Ihre Arbeit.
Im Jahr 1972 traf ich Dr. Carl Pfeiffer, als er im National Laboratory referierte. Ich fragte ihn um Rat hinsichtlich meiner damaligen Forschungen über den Hirnstoffwechsel bei Gewaltverbrechern. Einige Jahre später lud er mich dann ein, über meine Erkenntnisse auf seiner jährlichen Konferenz in Princeton zu referieren. Wir begannen dann eine Zusammenarbeit, indem ich ihm Gewaltverbrecher und schwer erziehbare Kinder und Jugendliche zur Behandlung brachte. Diese Zusammenarbeit dauerte insgesamt zwölf Jahre bis zu seinem Tod im Jahr 1988. Auf seinen Wunsch hin habe ich dann eine ambulante Klinik in der Nähe von Chicago gegründet, in der wir bis heute circa 30 000 Patienten untersucht und mit orthomolekularer Medizin behandelt haben.

Sie betonen immer die Bedeutung von Zink. Wir wissen, dass Zink im Immun- und Hormonsystem eine wichtige Rolle spielt. Die Bedeutung für die mentale Gesundheit ist kaum bekannt. Welche Bedeutung hat Zink für die Nervenzellen des Gehirns?
Ja, Zink ist essenziell für die geistige und körperliche Gesundheit. Zinkmangel ist weltweit verbreitet und scheint mit genetischen Faktoren einherzugehen. Wir sehen ganze Familien, bei denen Zinkmangel diagnostiziert wird. Im Gehirn ist Zink in erster Linie bedeutend für die Regulation von GABA. Zudem schützt es als Antioxidans die Gehirnzellen und kann durch die Expression von Genen von Metallothionein-Eiweißen dafür sorgen, dass toxische Metalle nicht die Blut-Hirn-Schranke überwinden.

Vitamin B_6 (Pyridoxin) ist quasi das Universalvitamin im Gehirn. Ohne ausreichende Mengen an Vitamin B_6 können unsere Glückshormone nicht gebaut werden. Vitamin-B_6-Mangel im Gehirn ist in Blut-Laboruntersuchungen nicht immer sicher zu erkennen. Was ist ein wichtiges Symptom bei Vitamin-B_6-Mangel?
Ein entscheidendes Merkmal ist die fehlende Traumerinnerung. Vitamin B_6 ist nicht nur für die Glückshormone wichtig, sondern auch für das Kurzzeitgedächtnis. Wenn wir uns nach dem Erwachen nicht an unsere Träume erinnern können, ist es ein sicheres Zeichen für Vitamin B_6-Mangel im

Gehirn. Es ist allerdings in der Wissenschaft noch nicht im Detail ganz geklärt, wie genau Vitamin B_6 an den Gehirnzellen wirkt.

Herr Dr. Walsh, wir bedanken uns für dieses Gespräch.

Für die Behandlung der Pyrrolurien stehen in Deutschland mittlerweile gut verträgliche Kombinationspräparate zur Verfügung. In schweren Fällen kann auch eine begleitende Infusionstherapie mit hochdosierten Vitalstoffen schnell Unterstützung bringen.

LAURA – EIN TYPISCHER PATIENTENFALL VON KRYPTOPYRROLURIE

Unsere Patientin Laura leidet unter einer Kryptopyrrolurie. Infolge des ständigen Vitamin-B_6-Verlustes hatte sie einen ausgeprägten Serotoninmangel entwickelt. Dieser äußerte sich seit der Pubertät durch regelmäßige Angststörungen und damit verbundenen Depressionen. Ihre Ängste waren nicht konkret, sie lebte immer mit einer – wie sie selbst sagte – »diffusen Angst vor einer Katastrophe«. Eine Verhaltenstherapie, die bei Angststörungen vor konkreten Dingen oder Situationen (zum Beispiel Platzangst) häufig Erfolge zeigt, blieb bei Laura wirkungslos. Ärzte bescheinigten ihr eine »generalisierte Angststörung« und verordneten ihr einen Serotonin-Wiederaufnahmehemmer (SSRI), der ihr ein wenig half, das Angstgefühl jedoch nicht komplett beseitigte. Sie suchte uns in der Praxis auf, da sie schwanger werden wollte und gerne die Psychopharmaka vor einer Schwangerschaft absetzen wollte. Neben den Ängsten litt Laura noch seit früher Kindheit an einer Neurodermitis.

Wir verordneten Laura zu Beginn 50 Milligramm Vitamin B_6, 15 Milligramm Zink sowie 7,5 Milligramm Mangan, bis die Laborwerte im oberen Normbereich waren und die Traumerinnerung regelmäßig vorhanden war. Nach circa vier Wochen besserten sich ihre Ängste und sie wagte nach weiteren drei Monaten – in Absprache mit ihrem Arzt – das schrittweise Absetzen ihrer Medikamente. Erfreulicherweise führt Laura seitdem ein weitestgehend angstfreies Leben. Als Erhaltungsdosis nimmt Laura täglich 25 Milligramm Vitamin B_6 und zehn Milligramm Zink sowie vier Milligramm Mangan pro Tag ein.

Histadelie: Wenn Histamin auf die Nerven geht

Mit Histamin hat sicher jeder schon – eher unangenehme – Erfahrungen gemacht. Bei jeder Hautverletzung, sei es nur ein winziger Mückenstich, sorgt Histamin dafür, dass die Einstichstelle anschwillt, juckt und sich rötet. Durch seine Signalfunktion werden die Immunzellen unverzüglich Richtung »Tatort« gelotst. Ohne Histamin würden wir daher nicht lange überleben; wir wären jedem Erreger hilflos ausgeliefert. Gut, dass unser Körper über Mechanismen verfügt, Histamin selbstständig herzustellen, wenn seine Vorräte zur Neige gehen, und auch überschüssiges Histamin schnell zu eliminieren.

Die Wirkungen von Histamin auf das Gehirn werden bereits seit einigen Jahrzehnten wissenschaftlich untersucht, sie sind in Europa bei Psychiatern jedoch noch weitestgehend unbekannt. Bereits in den 1980er-Jahren wurde im Gehirn der H_3-Rezeptor entdeckt, der belegt, dass Histamin nicht nur als Gewebshormon eine Rolle spielt, sondern darüber hinaus eine Funktion als Neurotransmitter hat.

Histamin vermittelt Wachheit und Reaktionsschnelle. Es hat somit einen großen Einfluss auf den Schlafrhythmus, das Lernverhalten, Angst, Hungergefühl und das Gedächtnis. Bei einem deutlichen Histaminüberschuss im Gehirn kann es GABA, Serotonin, Noradrenalin und Dopamin von den Synapsen beziehungsweise Rezeptoren verdrängen. Diesen Zustand nennt man auch Histadelie.
Sie macht sich durch folgende Symptome bemerkbar:

- Panik
- Angst
- Unruhe
- Herzrasen
- Schlafstörungen
- Störungen des Gedankenablaufs
- Psychosen

Denn ein chronisch erhöhter Histaminspiegel kann sich in und außerhalb des zentralen Nervensystems in vielen Symptomen äußern, wie in der Abbildung auf Seite 124 zu sehen ist.

Ein Weg, Histamin aufzunehmen, ist die Nahrung. Im Prinzip haben alle Nahrungsmittel zumindest kleinste Mengen an Histamin. Eine gänzlich histaminfreie Kost ist daher nicht möglich. Nur Wasser ist das einzige Lebensmittel ohne Histamin.

Grundsätzlich lässt sich sagen, dass lange gelagerte und verarbeitete Nahrungsmittel mehr Histamin enthalten als frische. Besonders hoch ist der Gehalt von …

- Essig,
- alkoholischen Getränken, insbesondere Rotwein,
- lange gelagerten Nahrungsmitteln, zum Beispiel in Konserven,
- Nüssen,
- lange gereiften Nahrungsmitteln: gereifter Käse, Salami, Dauerwurst,
- Ketchup,
- Schokolade,
- Thunfisch,
- Sardinen,
- Sauerkraut,
- Emmentaler Käse,
- Gouda,
- Harzer Käse,
- Schinken.

Der Histamingehalt in der Nahrung steigt mit zunehmender Reifung beziehungsweise Lagerung. Folgende Medikamente enthalten Histamin oder können dessen Abbau behindern:

- ASS (Schmerzmittel)
- Diclofenac (Schmerzmittel)
- Amitriptylin (Antidepressivum)
- Cimetidin (Säureblocker)
- Röntgenkontrastmittel
- ACC (N-Acetylcystein)
- Naproxen (Schmerzmittel)
- Verapamil (Antiarrhythmikum)

Der Dünndarm hat eine wirksame Waffe, um hohe Histaminbomben aus der Nahrung, aus Alkohol oder Medikamenten direkt zu vernichten: das Enzym Diaminoxidase (DAO), das direkt in den Darmschleimhautzellen gebildet werden kann. Ein erkrankter Darm hat in der Regel Probleme, es in ausreichender Menge herzustellen. Bei Entzündungen oder bei einer Infektion mit histaminbildenden Bakterien kann der Darm zusätzlich noch selbst Histamin produzieren. Hier beginnt nun ein krankheitsfördernder Kreislauf: Je geschädigter der Darm ist, umso mehr Diaminoxidase (DAO) wird benötigt. Der Körper versucht so den Überschuss von Histamin zu reduzieren. Durch die zunehmende Schädigung der Darmschleimhaut und der Verminderung der DAO kommt es allerdings dazu, dass immer mehr Histamin in den Körper übertritt.

Die DAO benötigt – wie alle Enzyme – Co-Faktoren, um aktiviert zu werden. Auch hier spielt wieder das Vitamin B_6 neben Kupfer, Zink und Mangan eine entscheidende Rolle. Fehlt im Körper nur das Vitamin B_6, kann der Histaminspiegel allein durch die Nahrung stark ansteigen.

Histamin kann nicht nur von außen über die Blut-Hirn-Schranke ins Gehirn gelangen, sondern auch im Gehirn selbst gebildet werden. Für die gesunde Balance im zentralen Nervensystem spielt ein anderes Enzym eine zentrale Rolle. Die empfindlichen Zellen des Gehirns werden durch das Enzym Histamin-N-Methyltransferase (HNMT) vor zu großen Mengen an Histamin geschützt. Hierzu benötigt es vor allem S-Adenosylmethionin (SAMe).

Im Gegensatz zur klassischen Histaminintoleranz (HIT) ist bei einer Histadelie eine Verminderung der DAO nicht zwangsläufig erforderlich. Auch bei normalen DAO-Werten kann eine Histadelie vorliegen! Das kann schon für Verwirrung sorgen, wenn man die Symptome deutlich spürt und die Laborwerte recht normwertig erscheinen. Die Histamin-N-Methyltransferase lässt sich derzeit nur indirekt über den Methylhistaminspiegel im Urin messen.

Da wir oft erlebt haben, dass sich die Symptome unserer Patienten mit Glückshormonmangel unter einer histaminreichen Ernährung verschlechterten, empfehlen wir bei Glückshormonmangel grundsätzlich eine histaminreduzierte Kost, welche die eben genannten Nahrungsmittel ausschließt. Eine strikte histaminarme Kost hat nach unseren Erfahrungen keinen zusätzlichen Nutzen. Sie kann sich sogar nachteilig auswirken, da sich die Enzyme unter einer strikt histaminarmen Kost in ihrer Aktivität verringern können, da sie weniger beansprucht werden. Könnte ein chronisch erhöhter Histaminspiegel möglicherweise ein Problem für dich darstellen?

Dem amerikanischen Psychiater Dr. Carl C. Pfeiffer verdanken wir nicht nur das Wissen um die Kryptopyrrolurie, sondern auch viele Erkenntnisse über die Folgen chronisch erhöhter Histaminspiegel im Gehirn.

Die folgenden Fragen gehen teilweise auf Dr. Pfeiffers Anamnesebogen zurück, teilweise wurden diese von uns modifiziert. Hinweise auf zu hohe Histaminspiegel können sein, wenn ...

- du bei starker Sonneneinstrahlung niesen musst.
- du deinen Puls hörst, wenn du nachts im Bett liegst.
- eher starken Speichelfluss hast.
- auf Alkohol – insbesondere auf Rotwein – mit Schwellungen der Nase, des Halses oder mit rötlichen Flecken auf der Haut reagierst.
- du rote Flecken auf der Haut bekommst, wenn du nervös bist oder Angst hast.
- du zu Allergien und Heuschnupfen neigst.

Wenn du eine der Fragen mit Ja beantwortet hast, kann es sein, dass du an einem hohen Histaminspiegel leidest.

Erhöhter Histaminspiegel und die Folgen

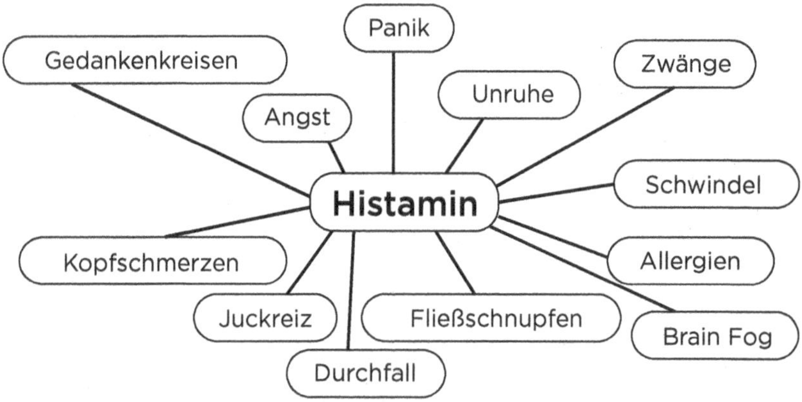

LABORDIAGNOSTIK HISTAMIN

Ob der Körper gut mit Histamin zurechtkommt, lässt sich anhand der folgenden Laborwerte feststellen:

- Histamin im Blut (Plasma)
- Histamin im Stuhl
- Methylhistamin im Urin
- Totale Histamin-Abbaukapazität (für DAO und HNMT)
- Diaminoxidase (DAO)

Unsere Natürlich-high-Tipps gegen erhöhte Histaminspiegel im Gehirn

- Ein guter Nachtschlaf mit ausreichenden Tiefschlafphasen senkt den Histaminspiegel.
- Trinke ausreichend Wasser! Es kann Histamin über den Urin ausleiten.
- Vermeide große Mengen an Nahrungshistamin.
- Wenn du eines der auf Seite 122 aufgeführten Medikamente dauerhaft einnehmen musst, frag deinen Arzt nach möglichen histaminfreien Alternativen.
- Vermeide Alkohol – er hemmt die Enzyme DAO und NMHT.

Volksleiden Schilddrüsenstörungen

Die Bedeutung einer gesunden Schilddrüsenfunktion für die Bildung und Funktion der Glückshormone wird weitestgehend unterschätzt. Ohne ausreichende Mengen Schilddrüsenhormone läuft nichts im Körper – auch nicht an den Nervenzellen. Wissenschaftlich belegt ist, dass die Weiterleitung der Glückshormone (Neurotransmission) von Schilddrüsenhormonen direkt abhängig ist.

Kein Wunder, dass es bei einer Schilddrüsenunterfunktion, also Mangel an Schilddrüsenhormonen im Körper, neben den klassischen Symptomen wie ...

- Gewichtszunahme,
- Kälteempfindlichkeit,
- Müdigkeit,
- verlangsamte Reflexe,
- trockene Haut,
- Verstopfung,
- Zyklusstörungen und
- Unfähigkeit zu schwitzen

auch zu psychisch-neurologischen Symptomen wie den folgenden kommt:

- Antriebslosigkeit,
- Gedächtnisschwäche,
- depressive Verstimmung,
- Verlust der Libido,
- Ängstlichkeit und
- Schlafstörungen.

Daher ist es so immens wichtig, dass die Schilddrüsenfunktion stimmt! Schilddrüsenerkrankungen, insbesondere der Jodmangelkropf und die Schilddrüsenunterfunktion, sind in Deutschland ein Volksleiden. Jeder Dritte ist betroffen. Die Verordnung von Schilddrüsenhormonen nahm in den letzten zehn Jahren weiterhin deutlich zu, während die Verordnung von Jod leider weiter abnahm.

Das Problem, das wir in der Praxis immer wieder sehen, ist, dass bei einer Blutuntersuchung lediglich der TSH-Wert bestimmt wird, um abzuschätzen, ob die Schilddrüse in Ordnung ist. Dies ist aber in keinem Fall ausreichend. TSH ist streng genommen kein Schilddrüsenwert, sondern der Wert der Hypophyse – dem übergeordneten Organ, das vom Gehirn aus auf die Funktion der Schilddrüse einwirkt. Über den sogenannten Feebackmechanismus kommunizieren beide Organe miteinander. So wird von der Hypophyse das Hormon TSH ausgeschüttet, das die Produktion der Schilddrüsenhormone antreiben oder eben senken soll. Ein eher hohes TSH steht daher für eine (mögliche) Unterfunktion der Schilddrüse, da die Hypophyse eine größere Menge ihres Hormons TSH an die Schilddrüse abgeben muss. Die Schilddrüsenwerte heißen T3 (Trijodthyronin) und T4 (Thyroxin) – nur deren Bestimmung gibt wirklich Auskunft über die Funktion des Organs.

Der Schilddrüsenspezialist und Nuklearmediziner Dr. Sojitrawalla sagt: »Wenn nur TSH gemessen wird, können latente Unterfunktionen und auch Überfunktionen nicht erkannt werden. Es kann durchaus vorkommen, dass TSH noch im oberen Normbereich liegt, die Schilddrüsenwerte T3 und T4 selbst im unteren Normbereich liegen. Diese Konstellation ist recht häufig und kann schon mit dem Vollbild einer Schilddrüsenunterfunktion einhergehen.« Da die Blutwerte der Patienten oft nicht zu den von ihnen geschilderten Symptomen passen, bitten wir unsere Patienten oft, eine Woche lang ihre Basaltemperatur zu messen. Diese Untersuchung gibt gute Hinweise auf die Grundtemperatur (Basaltemperatur) des Körpers. Da diese maßgeblich von der Schilddrüse bestimmt wird, ist eine niedrige Basaltemperatur ein ganz entscheidender Hinweis auf eine Schilddrüsenunterfunktion.

Wie kannst du deine Basaltemperatur messen?

Die Basaltemperatur wird direkt nach dem Aufwachen gemessen, bevor du aufstehst. Am genauesten ist die Messung im Mund oder im After. Wenn du eine Frau vor den Wechseljahren bist und nicht die Pille nimmst (also noch regelmäßig einen Eisprung hast), solltest du die Messung in der ersten Zyklushälfte vornehmen, denn deine Körpertemperatur steigt ein wenig nach dem Eisprung an. Eine optimale Basaltemperatur liegt zwischen 36,6 und 37,2 Grad Celsius.

LABORDIAGNOSTIK SCHILDDRÜSE

Die alleinige TSH-Messung ist für die Diagnostik der Schilddrüsenfunktion nicht ausreichend. Sinnvoll ist nur die Betrachtung von TSH, T3 (Trijodthyronin) und T4 (Thyroxin) gemeinsam. Es ist sinnvoll, auch die Baustoffe für die Schilddrüsenhormone Jod (im Urin), Tyrosin und den Hilfsstoff Selen direkt mit zu untersuchen.

Die Basaltemperatur ist die Grundeinstellung des Körpers – sie stellt die Betriebstemperatur dar, bei welcher die meisten Enzyme im Stoffwechsel optimal arbeiten.

Wie du inzwischen weißt, sind wir an vielen Stellen der Glückshormonsynthese auf die Mitwirkung von Enzymen angewiesen. Wenn diese nicht oder zu langsam arbeiten, gerät die Glückshormonproduktion ins Stocken. Dies ist ein wichtiger Grund, warum Menschen mit einer Hypothyreose oft auch an Glückshormonmangel leiden. Der häufigste Grund für eine Schilddrüsenunterfunktion ist ein Jodmangel. Dieser tritt oft gemeinsam mit einem Selenmangel auf. Ohne eine ausreichende Jodversorgung kann die Schilddrüse nicht ausreichend das Hormon T4 herstellen, welches in der Leber unter Verbrauch von Selen in das aktive Hormon T3 umgewandelt wird. T3 wird von allen Körperzellen verwendet – auch von den Nervenzellen.

Eine Schilddrüsenunterfunktion ist recht häufig und oft reicht es schon, dem Körper die Baustoffe Tyrosin und Jod in ausreichender Menge zur Verfügung zu stellen, um die Schilddrüse wieder zu aktivieren. Eigentlich logisch, denn wenn diese Substanzen fehlen, womit soll die Schilddrüse dann das Hormon bauen?

An der Stelle muss noch mal betont werden, dass eine alleinige Hormongabe einen Jodmangel nicht ausgleichen kann. Viele Patienten berichten uns immer wieder, dass es ihnen trotz der verordneten Medikamente und den doch scheinbar guten Schilddrüsenhormonwerten nicht besser geht. Wir würden in solchen Fällen zur Durchführung eines Jodtests raten.

Leider wird dieser nur selten durchgeführt. Des Weiteren fehlt es auch an Aufklärung, wie der Patient seinen Jodspiegel über die Nahrung oder in Form von Nahrungsergänzungsmitteln verbessern oder erhalten kann. Mit diesem Wissen kannst du dir vielleicht die vorschnelle Verordnung von Hormonen als Therapie ersparen.

Eine ausreichende Jodversorgung schützt die Schilddrüse nicht nur vor einer Unterfunktion, sondern auch vor einem Kropf (Struma) und Schilddrüsenknoten und hat noch viele weitere wichtige Funktionen für den menschlichen Körper.

Schilddrüsenhormon T4 (Thyroxin): Jod + Tyrosin
Dopamin: Vitamin B_6 + Tyrosin

Gilt das auch bei Hashimoto-Thyreoiditis? Bei dieser Form der Autoimmunerkrankung der Schilddrüse greifen Immunzellen das eigene Schilddrüsengewebe an und können es im Laufe der Zeit zerstören. Es gibt verschiedene Verlaufsformen der Erkrankung und es werden sehr viele Ursachen diskutiert. Bis vor wenigen Jahren galt bei dieser Erkrankung eine strikte Jodkarenz, da man befürchtete, die Erkrankung könne durch Jod angefeuert werden. Dies ist mittlerweile wissenschaftlich widerlegt. Auch Menschen mit dieser Erkrankung können beziehungsweise sollten sogar 300 Mikrogramm Jod pro Tag zu sich nehmen. Wichtig ist hier die zusätzliche tägliche Gabe von 200 Mikrogramm Selenit. Studien konnten zeigen, dass die Selengabe die Antikörperproduktion und den Krankheitsverlauf verlangsamen kann.

»Patienten mit Autoimmunthyreoiditis haben ein erhöhtes Risiko, an Angststörungen und Depressionen zu erkranken. Dies konnte eine große Metastudie klären. Dies könnte mit dem gestörten Rückkopplungsmechanimus zwischen Schilddrüse und Hypophyse/Hypothalamus und dem übrigen Nervensystem zusammenhängen. Hier bedarf es noch weiterer Forschung.«
Dr. Firoz Sojitrawalla

KAPITEL 3

DER GROSSE SELBSTTEST: ERKENNE DEINEN GLÜCKSHORMONMANGEL

Ein Mangel an einem bestimmten Glückshormon führt zu sehr spezifischen Symptomen. Ein geübter Therapeut kann deshalb durch ein intensives Gespräch mit seinem Patienten so viele Informationen über ihn erhalten, dass er ziemlich treffsicher die richtige Diagnose stellen kann.

So halten wir es auch in unserer Praxis. Wir reden lange und ausführlich mit unseren Patienten und stellen dabei viele Fragen. Die Antworten bringen uns in der Regel schon auf die richtige Spur.

Mit dir, liebe Leserin, lieber Leser, können wir kein direktes Gespräch führen. Daher haben wir einen Fragebogen entwickelt, der dir hilft, schnell und zielsicher deinen eigenen Glückshormonmangel zu ermitteln.

Mach es dir nun an einem ruhigen Ort bequem und lies dir die Aussagen in Ruhe durch. Welche Aussagen treffen auf dich zu? Setze dann möglichst spontan dein Kreuz.

Und los geht's!

Symptom	Trifft zu
Ich habe Einschlafstörungen.	A
Ich habe Durchschlafstörungen.	D
Ich fühle mich oft grundlos unruhig und getrieben.	D
Ich fühle mich innerlich zittrig.	A
Ich habe eine ADHS/ADS-Diagnose erhalten.	B
Ich leide unter Essstörungen.	A
Ich leide unter Migräne.	A

Symptom	Trifft zu
Ich habe keine Lust mehr auf meine Hobbys.	A
Mein Blutdruck ist oft erhöht.	D
Ich habe Wortfindungsstörungen.	B
Ich habe keine Lust, Dinge zu unternehmen.	C
Ich leide an Fibromyalgie (Weichteilrheuma).	A
Mir fehlt oft die Kraft für den Alltag.	C
Ordnung zu halten fällt mir schwer.	B
Ich bringe nichts zu Ende.	C
Ich »verzettele« mich häufig mit vielen Aufgaben.	B
Ich komme erst mittags in die Gänge.	C
Ich neige zu Süchten.	B
Ich verschiebe gerne Dinge auf später.	B
Ich bin sehr schmerzempfindlich.	A
Unter Stress werde ich gereizt und aggressiv.	D
Freunde und Familie sind mir nicht mehr so wichtig wie früher.	B
Ich kann Süßigkeiten, vor allem Schokolade, nicht widerstehen.	A
Ich leide an einem Reizdarmsyndrom.	A
Mir geht es mit Ritalin/Amphetaminen besser.	B
Ich reise nicht (mehr) gern.	B
Ich friere auch im Sommer.	A
Ich leide unter Panikattacken.	A
Ich bin sehr ungeduldig.	D
Ich empfinde lästiges Kribbeln und »Ameisenlaufen«	D
Ich schlafe zu viel (mehr als 9 Stunden in 24 Stunden).	C
Ich leide unter Nachtschweiß.	D
Ich leide unter starken Muskelverspannungen.	D
Ich leide unter Zwängen/Zwangsgedanken.	A
Ich bin sehr geräuschempfindlich.	D

Symptom	Trifft zu
Ich bin oft grundlos traurig.	A
Ich habe Angst vor der Zukunft.	A
Ich empfinde oft alles als sinnlos.	A
Wenn ich Alkohol trinke, werde ich ruhig und angstfrei.	D
Ich leide an »Brain Fog« (Gehirnnebel).	C
Ich bin sehr schnell aggressiv.	A
Ich leide unter Libidoverlust.	A
Ich fühle mich nie wirklich gesättigt.	A
Ich kann mich schlecht konzentrieren.	C
Ich kann mich schlecht fokussieren.	C
Ich kann mich nicht motivieren.	B
Ich vergesse wichtige Termine.	C
Ich fühle mich vor allem geistig erschöpft.	C
Ich habe viele Selbstzweifel.	B
Ich habe keine Zukunftspläne mehr.	A
Ich habe das Interesse an Neuem verloren.	B
Ich kann nicht ruhig sitzen.	B
Ich mache mir ständig Sorgen.	D
Ich leide an Tinnitus (ohne erkennbare Ursache).	D
Mein Kurzzeitgedächtnis ist schlecht.	C
Oft kann ich nicht klar denken.	B
Mir tun nach dem Erwachen alle Glieder weh.	D

Bitte zähle nun die Anzahl der Buchstaben durch, bei denen du ein Kreuz gemacht hast.

Anzahl A: _____ Kreuze
Anzahl B: _____ Kreuze
Anzahl C: _____ Kreuze
Anzahl D: _____ Kreuze

Wo hast du am häufigsten dein Kreuz gesetzt?

- Du bist »Typ A« ? Dann leidest du wahrscheinlich an einem Serotoninmangel. Dies ist der häufigste Neurotransmittermangel. Es gibt viele verschiedene Ursachen, daher ist eine Abklärung die Voraussetzung für einen schnellen Therapiererfolg.
- Du bist »Typ B«. Dann fehlt dir sicherlich Dopamin, ein wichtiger, oft unterschätzter Neurotransmitter. Ein Dopaminmangel fühlt sich anders an als ein Serotoninmangel – obwohl beide Mängel mit »Depressionen« in Verbindung gebracht werden.
- Du bist »Typ C«. Bei häufigen »C-Antworten« fehlt dir wohlmöglich Noradrenalin. Es ist eng verwandt mit Dopamin – sie sind biochemische Geschwister. Dennoch kann ein Noradrenalinmangel ohne einen Dopaminmangel bestehen und entsprechend belastende Symptome verursachen.
- Du bist »Typ D«. Du bist ein GABA-Mangel-Typ. Die Gammaaminobuttersäure ist ein wichtiger hemmender Neurotransmitter. Auch ein solcher Mangel ist häufig, wird oft fälschlicherweise wie ein Serotoninmangel behandelt, da sich die Symptome ähneln.

Du hast mehr als drei Kreuze in mehreren Kategorien gesetzt? Das ist nicht ungewöhnlich. Häufige Kombinationen sind ein Dopamin-Serotonin-Mangel oder auch ein GABA-Serotonin-Mangel. Es sind aber grundsätzlich alle Kombinationen möglich.

Wenn du es genauer wissen möchtest, kannst du die Ergebnisse unseres Fragebogens noch durch einen Urintest bestätigen lassen. Hierfür wird in der Regel der zweite Morgenurin verwendet. Es gibt in Deutschland Labore, die diese Tests mit modernen analytischen Verfahren durchführen (siehe Anhang). Immer wieder wird die Validität dieser Labortests von Psychiatern und Neurologen angezweifelt. Solche Zweifel sind unberechtigt und wissenschaftlich widerlegt – vielmehr sollte der Nutzen dieser Untersuchung viel deutlicher hervorgehoben werden. Wir setzen sie schon seit mehr als zehn Jahren in der Praxis mit großem Erfolg ein. Wir haben festgestellt, dass sich die Ergebnisse unseres Fragebogens mit denen der Laboranalyse fast immer decken.

KAPITEL 4

DAS NATÜRLICH-HIGH-PROGRAMM

Du kennst nun die Grundbedingungen, die erfüllt sein müssen, damit deine Nervenzellen Glückshormone überhaupt produzieren können:

- Ausreichende Mengen an Bau-, Hilfs- und Betriebsstoffen aus der Nahrung
- Sauerstoff und Zellenergie durch Bewegung
- Genügend Sonnenlicht
- Ein unterstützendes Psychobiom

Ein Lebensstil, der all dies berücksichtigt und nervenbelastende Aspekte meidet, ist der eigentliche Schlüssel zum Natürlich-high-Gefühl.

Wenn allerdings ein ausgeprägter Glückshormonmangel schon lange Zeit besteht, sind die notwendigen Änderungen im Lebensstil alleine oft nicht mehr ausreichend, um schnell wieder gesund zu werden. Dazu bedarf es weiterer unterstützender Maßnahmen.

DEINE NATÜRLICH-HIGH-WERKZEUGE

Die moderne Naturheilkunde hat einen großen Schatz von Substanzen, die deine Nervenzellen dabei unterstützen, Glückshormone wieder in Hülle und Fülle zu produzieren. Die effektiven haben wir für das Natürlich-high-Programm zusammengestellt. Es basiert auf zwei Säulen:

1. Die schnelle Bereitstellung aller notwendigen Bau-, Betriebs- und Hilfsstoffe für die Nervenzellen in Form von hochdosierten Nahrungsergänzungsmitteln

2. Die Aktivierung der Nervenzellfunktionen durch natürliche psychoaktive Substanzen

Die Kombination beider Säulen führt nach unseren Erfahrungen zu einem schnellen Erfolg raus aus dem Glückshormonmangel, hinein in das Natürlich-high-Gefühl.

Bevor wir aber mit dem Programm starten, stellen wir die Natürlich-high-Werkzeuge der Reihe nach kurz vor.

Die Basis: Nahrungsergänzungsmittel

Nahrungsergänzungsmittel sind, wie der Name schon sagt, Ergänzungsmittel und sollten kein Ersatz für eine gesunde Ernährung sein. Das versteht sich von selbst. Wir können aber mit der richtigen Auswahl an Nährstoffen in Form von Tabletten, Kapseln oder auch durch Infusionen den darbenden Nervenzellen in kurzer Zeit alle Nährstoffe anbieten und sie so zum Arbeiten animieren beziehungsweise ihre Funktion unterstützen.

Der Einsatz von Vitaminen, Aminosäuren, Mineralien und Spurenelementen in hochdosierter Form zur Behandlung von Erkrankungen geht übrigens auf den zweifachen Nobelpreisträger Dr. Linus Pauling (1901–1994) zurück. Er begründete die sogenannte orthomolekulare Medizin und wollte mit der Verabreichung von Substanzen, die im Körper natürlicherweise vorkommen, Gesundheit erhalten und Krankheiten heilen. Pauling selbst definierte es selbst so: »Orthomolekulare Medizin ist die Erhaltung guter Gesundheit und die Behandlung von Krankheiten durch Veränderung der Konzentrationen von Substanzen im menschlichen Körper, die normalerweise im Körper vorhanden und für die Gesundheit erforderlich sind.«*

Eng verwandt mit der orthomolekularen Medizin ist die orthomolekulare Psychiatrie. Sie geht auf die Psychiater Dr. Abram Hoffer, Dr. Carl Pfeiffer und Dr. Humphry Osmond zurück, die in den 1950er-Jahren eine nebenwirkungsarme, effektive Therapie für Menschen mit psychiatrischen Erkrankungen – auch für schwere Psychosen – suchten. Sie experimentierten mit verschiedenen Mikronährstoffen in teilweise sehr hohen Dosen und konnten Erfolge selbst bei der Behandlung von schweren Psychosen verzeichnen.

* Zitat entnommen aus www.naturheilkunde.de

»For every drug that benefits a patient, there is a natural substance that can achieve the same effect.«
Dr. Carl Pfeiffer

Die Gabe von Nahrungsergänzungen sollte in erster Linie bedarfsorientiert erfolgen, das heißt, der individuelle Bedarf bestimmt die Einnahmemenge und nicht die Empfehlungen bestimmter Fachgesellschaften wie die Deutsche Gesellschaft für Ernährung (DGE).
Folgende Faktoren führen zu einem erhöhten Mikronährstoffbedarf:

- Erhöhtes Körpergewicht
- Chronischer Stress
- Dauerhafte Medikamenteneinnahme
- Bestimmte genetische Besonderheiten, zum Beispiel Pyrrolurien
- Chronische Erkrankungen
- Lebensstil, zum Beispiel Sport, Sauna
- Regelmäßiger Alkoholgenuss
- Exposition zu Giftstoffen (zum Beispiel Rauchen)
- Besondere Lebensumstände wie Schwangerschaft und Stillzeit
- Besondere Ernährungsformen wie vegane, karnivore oder einseitige Diäten

Zu den Nahrungsergänzungsmitteln zählen wir alle Mikronährstoffe wie Aminosäuren, Mineralien, Vitamine und Spurenelemente, die zusätzlich (nicht als Ersatz!) zur Ernährung gegeben werden, um die Glückshormonsynthese zu stimulieren beziehungsweise die Neurotransmission zu verbessern.

- Aminosäuren: Tyrosin, Methionin (SAMe), Tryptophan, Glycin, Theanin, Glutamin, Taurin
- Vitamine: B_3, B_6, B_{12}, C, D, Folat
- Mineralien: Magnesium
- Spurenelemente: Kupfer, Jod, Zink, Eisen, Mangan
- Fettsäuren: EPA, DHA

Die individuelle Versorgung mit Mikronährstoffen lässt sich anhand von Laboruntersuchungen recht gut ableiten. Dennoch: Eine Laboranalyse kann dir immer nur Teilinformationen liefern. Sie kann zwar Mängel im Blut oder Urin aufzeigen. Ein ausreichender Wert im Blut oder Urin garantiert aber noch nicht, ob die Versorgung deiner Nervenzellen ebenfalls gesichert ist. Wichtig ist, dass alle Nährstoffe die Blut-Hirn-Schranke überwinden müssen.

Sicher kann man davon ausgehen, dass, wenn im Blut bereits ein Mangel besteht, dieser auch in den Nervenzellen vorkommt. Grundsätzlich empfehlen wir daher, für die Glückshormonsynthese bei allen Bau-, Betriebs- und Hilfsstoffen einen Laborwert im oberen Normdrittel des jeweiligen Referenzbereiches anzustreben.

Wie anhand der Baupläne für Serotonin, Dopamin, Noradrenalin und GABA gezeigt, kann bereits ein fehlender Nährstoff die Produktion in den Nervenzellen zum Erliegen bringen. Eine Laboranalyse zeigt dir daher schnell die entsprechenden Defizite auf und spart in der Regel jede Menge Zeit und Geld. »Welche Laborwerte sind überhaupt aussagekräftig?«, werden wir häufig gefragt. Der nachfolgenden Tabelle kannst du den jeweiligen Laborwert und seinen Referenzbereich entnehmen. Diese können allerdings von Labor zu Labor recht unterschiedlich sein, da sich die Messmethoden oder die Maßeinheiten unterscheiden. Deshalb ist es am besten – gerade für eine Verlaufskontrolle –, die Messung möglichst in demselben Labor durchführen zu lassen.

Glückshormon-nährstoff	Funktion	Laborwert	Referenzbereich*
Vitamin D	Serotonin, Dopamin, Noradrenalin, GABA	25-OH Vitamin D im Serum	normal: 30–100 ng/ml Blut, optimal: 40–60 ng/ml (oder 70–230 nmol/l bzw. 95–140 nmol/l)
Vitamin B_6	Serotonin, Dopamin, Noradrenalin, GABA	Cystathionin im Urin	< 580 mcg/0,1 g Kreatininurin
Vitamin B_{12}	SAMe	Methylmalonsäure im Urin oder Holo-Transcobalamin im Blut	< 2,3 mg/g Kreatininurin Normwert > 54 pmol/l
Zink	GABA	Zink im Vollblut	normal: 4–8 mg/l optimal: 6,5–12 mg/l
Vitamin C	Serotonin, Dopamin, Noradrenalin	Vitamin C im Plasma (sehr lichtempfindlich, Röhrchen dunkel aufbewahren, per Express ins Labor)	13,0–24,0 mg/l
Vitamin B_3	GABA, Dopamin, Noradrenalin, Serotonin	Malat im Urin	< 2,6 mg/g Kreatininurin

Glückshormon-nährstoff	Funktion	Laborwert	Referenzbereich*
Folat	Serotonin, Dopamin, Noradrenalin	Methylfolat im Serum	> 13,3 nmol/l
Eisen	Serotonin	Ferritin im Serum (Speichereisen)	Frauen: 25–110 mcg/l Männer: 34–310 mcg/l
SAMe	Melatonin, Serotonin	SAMe im EDTA-Blut (Expressversand)	0,8–1,6 mg/l
Methionin	Aufbau von SAMe	Methionin im Serum	25–40 µmol/l
Magnesium	Aktivierung von Vitamin D, Serotonin, Melatonin	Magnesium im Vollblut	1,38–1,50 mmol/l
Phenylalanin	Aufbau von Dopamin, Noradrenalin (Vorstufe von Tyrosin)	Phenylalanin im Serum	51–109 µmol/l
Tyrosin	Dopamin, Noradrenalin	Tyrosin im Serum	6,5–18 mg/l
Glycin	Hilfsstoff für GABA	Glycin im EDTA-Plasma	1,2–3,3 mg/dl
Theanin	Hilfsstoff für GABA	keine Messung derzeit möglich	
Taurin	Hilfsstoff für GABA	Taurin im Serum	54–170 µmol/l
Glutamin	GABA	Glutamin im Plasma	600–900 µmol/l

Glückshormon-nährstoff	Funktion	Laborwert	Referenzbereich*
Tryptophan	Serotonin im Darm, Hirn und Muskelaufbau, Glutamat-GABA	Tryptophan im Serum	12–18 mg/l
EPA	GABA, Dopamin, Noradrenalin, Serotonin, Melatonin	EPA im Serum	16–56 mg/l
DHA	GABA, Dopamin, Noradrenalin, Serotonin, Melatonin	DHA im Serum	69–156 mg/l
Jod	Schilddrüsenhormone, Schutz der Nervenzellen, regelrechte Zellteilung der Brustdrüse, Immunsystem	Jod im zweiten Morgenurin besser: Jod im 24-Stunden-Urin (Jodsättigungstest)	> 100 µg/g Kreatininurin > 90 Prozent Jodausscheidung
Kupfer	Noradrenalin	Kupfer im Vollblut	500–1700 mcg/l
Mangan	SAMe, GABA	Mangan im Vollblut	7,0–12 mcg/l

*Die Messverfahren und Referenzbereiche können von Labor zu Labor variieren.

Die Spiegel für die Vitamine B_6, B_{12} und B_3 werden am besten über ihre Stoffwechselmarker Cystathionin, Methylmalonsäure und Malat im Urin getestet. Steigen diese Werte an, sind aufgrund der Vitamindefizite intrazelluläre Stoffwechselprozesse blockiert. Die reinen Serumwerte zeigen uns letztendlich nur das an, was in den letzten Stunden über die Nahrung aufgenommen wurde. Sie sind daher ungünstig für eine Diagnostik der Versorgung der Nervenzellen.

NÄHRSTOFFMÄNGEL DURCH MEDIKAMENTE

Eine Reihe gängiger Arzneimittel sind massive Vitamin- und Mineralienräuber. Das ist kein Problem, wenn diese nur einige Tage eingenommen werden müssen. Bei Dauereinnahme sehen wir oft medikamentenbedingte Mikronährstoffmängel.

Medikament	**Mangel**
Hormonelle Verhütungsmittel (die Antibabypille)	Vitamin B_2, Vitamin B_6, Vitamin B_{12}, Folsäure, Magnesium und Zink
Protonenpumpenhemmer (Magensäureblocker, PPI)	Vitamin B_{12}
Theophyllin (Asthmamittel)	Vitamin B_6
ASS (Aspirin®)	Vitamin C und Vitamin B_{12}
Metformin (Diabetes Typ 2)	Vitamin B_{12}
ACE-Hemmer (Bluthochdruck)	Zink
Dihydralazin (Bluthochdruck)	Vitamin B_6
Cortison (Rheuma, Entzündungen)	Vitamin C und Zink

Quelle: eigene Labormessungen und Uwe Gröber, *Arzneimittel und Mikronährstoffe*, Wissenschaftliche Verlagsgesellschaft Stuttgart

Die Tryptophan/5-HTP-Kontroverse

Der Grundbaustein für die Serotoninsynthese ist die essenzielle Aminosäure Tryptophan. Als Nahrungsergänzungsmittel gibt es aber Tryptophan und 5-HTP (5-Hydroxytryptophan), die direkte Vorstufe von Serotonin. Welche Form eignet sich am besten für den Aufbau von Serotonin? Um diese Frage zu beantworten, ist es wichtig, sich noch einmal genau die vielen Aufgaben von Tryptophan im Organismus vor Augen zu führen.

Grundsätzlich sollte Tryptophan zugeführt werden, da diese Aminosäure sehr oft im Mangel ist und den Hauptgrund für einen Serotoninmangel darstellt. Tryptophan wird nicht nur für die Serotoninsynthese verwendet, sondern in erster Linie für den Muskelaufbau. Sie wird aber auch für die Bereitstellung von Glutamat und GABA benötigt und spielt eine Rolle bei der Bekämpfung von Entzündungen. Was nützt es, wenn zwar durch die 5-HTP-Einnahme ein guter Serotoninspiegel erreicht wird, aber durch das fehlende Tryptophan der Glutamat-GABA-Spiegel nicht stimmt und dadurch Unruhe und Antriebsarmut entstehen?

5-HTP ist zwar die direkte Vorstufe von Serotonin, kann aber als solche nicht mehr für den Muskelaufbau und für Glutamat-GABA und viele andere Funktionen verwendet werden. Die Einnahme von 5-HTP alleine kann einen bestehenden Tryptophanmangel also nicht ausgleichen.

Ein Tryptophanmangel sollte daher immer durch die Gabe von Tryptophan behandelt werden, mit zwei Ausnahmen:

1. **Fruktoseintoleranz**
   Die meisten Formen von Fruktoseintoleranz sind erworben und somit gut durch eine Darmsanierung behandelbar. Bis diese ausgeheilt ist, sollte bei Serotoninmangel 5-HTP zusätzlich zu Tryptophan gegeben werden, um den Serotoninaufbau schneller wiederherzustellen.

2. **Chronische Virusinfektionen, Autoimmun- und Tumorerkrankungen**
   Einige Menschen (nicht alle!), die an diesen Krankheiten leiden, wandeln Tryptophan in die zellschädigende Quinolinsäure um. In diesen Fällen wäre es besser, 5-HTP zu substituieren. Wir empfehlen daher in jedem Fall eine Blutuntersuchung des Quinolinsäurestatus, um nicht durch eine hohe Tryptophangabe Zellschäden zu verursachen.

Zum besseren Überblick haben wir die jeweiligen Vor- und Nachteile beider Formen zusammengestellt.

	Vorteile	**Nachteile**
Tryptophan	• sehr gute Verträglichkeit • kann für den Kynureninaufbau verwendet werden (dient dann zur Bekämpfung von chronischen Entzündungen) • schützt und regeneriert die Darmschleimhaut und Darmflora • ist Reservestoff für Vitamin B_3 • spielt eine Rolle bei Glutamat und GABA • wichtig für gesunde Muskeln	• kann bei Fruktoseintoleranz schlecht verwertet werden • große Tagesdosen erforderlich • recht lange Wirkdauer (zwei bis drei Wochen) • kann zum Aufbau von Quinolinsäure verwendet werden (Zellgift) bei bestehender Autoimmunerkrankung, chronischer Virusinfektion und Tumorerkrankung • schlechte Bioverfügbarkeit an der Blut-Hirn-Schranke
5-HTP	• geringere Tagesdosen erforderlich als bei Tryptophan • geringe Wirkdauer (ein bis drei Tage), da es besser hirnschrankengängig ist • wirkt unabhängig von Co-Faktoren	• kann Magen-Darm-Beschwerden auslösen • kann Tryptophanmangel in der Muskulatur nicht ausgleichen • kann Tryptophanmangel bei Glutamat und GABA nicht ausgleichen

Achtung: Menschen, die Psychopharmaka vom Typ Serotonin-Wiederaufnahmehemmer (SSRI), Serotonin-Noradrenalin-Wiederaufnahmehemmer (SNRI) oder den Migränewirkstoff Triptane einnehmen, dürfen Tryptophan oder 5-HTP nicht als Nahrungsergänzungsmittel, Arzneimittel oder Infusionsmedikament verwenden. Es können sich sonst lebensbedrohliche Komplikationen einstellen (Serotoninsyndrom)!

Die Tyrosin/Phenylalanin-Kontroverse

Sowohl Phenylalanin als auch Tyrosin sind Baustoffe für die Herstellung von Dopamin und somit auch für Noradrenalin. Als Nahrungsergänzungsmittel sind auch beide Aminosäuren erhältlich. Die Leber kann recht unproblematisch aus Phenylalanin Tyrosin bauen. Zudem wird Tyrosin auch durch die Nahrung aufgenommen. Dennoch messen wir immer wieder Mängel an Tyrosin, da der Bedarf des Körpers das Nahrungsangebot übersteigt. In solchen Fällen muss zwingend Tyrosin substituiert werden.

Ein Mangel an Phenylalanin kommt selten vor, ein Tyrosinmangel hingegen ist weitverbreitet. Die Aminosäure Phenylalanin hat neben der Bereitstellung von Tyrosin noch eine andere hilfreiche Eigenschaft. Sie kann in der Form von D-Phenylalanin Schmerzen lindern, indem sie Enzyme blockiert, die schmerzlindernde Endorphine abbauen. Die L-Phenylalanin-Form geht direkt in die Tyrosinsynthese und hat keinen schmerzlindernden Effekt. Wir empfehlen allen Menschen ohne chronische Schmerzen die Einnahme von Tyrosin. Wer an Schmerzen leidet, profitiert häufig von der Einnahme von D-Phenylalanin.

Vitamin B_6: Die Pyridoxin/P5P-Kontroverse

Vitamin B_6 ist ein Sammelbegriff für verschiedene Verbindungen. Die aktive Form, die im Zellstoffwechsel benötigt wird, heißt Pyridoxal-5-Phosphat (P5P). Daneben gibt es die Vorstufen Pyridoxin und Pyridoxamin, die in der Leber in P5P umgewandelt werden. Besonders unter den Pyrrolurie-Therapeuten gibt es seit Jahren einen Streit, welche die bessere Vitamin-B_6-Form in der Therapie sei.

Fakt ist, dass bis vor wenigen Jahren nur mit der klassischen Pyridoxinform therapiert wurde. Lange Zeit war gar nichts anderes erhältlich. Seit einigen Jahren ist nun auch die (kostenintensivere) aktive Form als Nahrungsergänzungsmittel erhältlich.

Hier gilt es auszuprobieren. Nach unseren Erfahrungen können die meisten Menschen recht problemlos das Vitamin B_6 in der Leber aktivieren und benötigen nicht die aktive Form P5P. Neben dem Preis ist auch die etwas schlechtere Verträglichkeit von P5P ein Problem in der Praxis. Dennoch: Jeder muss für sich die beste Vitamin-B_6-Form finden. Wer nach drei Wochen Vitamin-B_6-Einnahme nach unserem Plan noch keine Traumerinnerung hat (als Hinweis auf einen Vitamin-B_6-Mangel), sollte auf ein P5P-Präparat umsteigen.

Die Devise lautet zu Beginn: »Slow and low!«

Mit Mikronährstoffen – richtig und individuell angewendet – haben wir effiziente Werkzeuge, die aber bei Überdosierung auch unerwünschte Effekte haben können. Oft ist es sinnvoll, Nahrungsergänzungsmittel einschleichend zu verabreichen. Niemals sollte mit Megadosen begonnen werden. Je ausgeprägter ein Mangel, desto langsamer sollte die Auffüllung erfolgen. Unser Programm fängt bei einigen Präparaten mit einer niedrigen Dosierung an, um unerwünschte Erstreaktionen zu vermeiden.

Wir haben schon erlebt, dass zum Beispiel bei vollen Dopaminspeichern, aber gleichzeitigem Noradrenalinmangel eine hohe Gabe von Vitamin D die Noradrenalinspiegel rasant ansteigen lässt. Der Körper kann möglicherweise darauf mit Angst- und Panikgefühlen sowie innerer Unruhe reagieren.

Dr. Bruce Hollis, College of Medicine an der Medical University of South Carolina, konnte zeigen, dass Vitamin D auf die Zellen wesentlich besser seine Wirkungen entfalten kann, wenn es täglich in moderater Dosierung statt wöchentlich in einer hohen Dosis (zum Beispiel 20 000 I. E.) zugeführt wird.

In der Regel werden Nahrungsergänzungsmittel als Tablette, Kapsel oder in Pulverform eingenommen. Einige lassen sich aber auch als Injektion oder Infusion verabreichen. Dies ist vor allem dann sinnvoll, wenn die Therapiedauer verkürzt werden soll (zum Beispiel bei starken Symptomen wie akuter Angst, akuter Schlaflosigkeit), die Kapsel- oder Tabletteneinnahme nicht toleriert wird oder aber wenn Magen-Darm-Beschwerden die orale Einnahme und Aufnahme in den Darm erschweren. Bei einer ausschließlich oralen Einnahme ist Geduld gefragt. Der Wirkeintritt ist in der Regel frühestens nach ein bis zwei Wochen spürbar, manchmal auch erst nach drei bis vier Wochen.

Der Markt mit Nahrungsergänzungsmitteln und Mikronährstoffen boomt, da ist es fast nicht mehr möglich, den Überblick zu behalten. Wir möchten gerne noch ein Wort verlieren zu dem mittlerweile übergroßen Angebot an Nahrungsergänzungsmitteln in Apotheken, Reformhäusern, Vitaminläden und vor allem im Internet: Wir empfehlen dringend, nicht nach dem günstigsten Schnäppchen im Netz zu suchen, sondern sich den Hersteller genau anzusehen. Fragen nach der Herkunft der Substanzen, der Zugabe von Konservierungsmitteln und Zusatzstoffen sind wichtig. Gerade bei Produkten natürlichen Ursprungs, wie zum Beispiel Meeresalgen, sollte unbedingt auf eine Schadstofffreiheit (toxische Metalle und Radioaktivität) geachtet werden. Seriöse Anbieter garantieren dies.

Glückshormon-nährstoff	Funktion	Einnahme-empfehlung	Darreichungs-formen
Vitamin D	Serotonin, Dopamin, Noradrenalin, GABA	morgens, zu einer Mahlzeit	Tropfen, Tabletten, Kapseln, Zäpfchen, Ovula
Vitamin B_6	Serotonin, Dopamin, Noradrenalin, GABA	morgens, zu einer Mahlzeit, kann zu Beginn Magen-Darm-Beschweren verursachen	Tropfen, Tabletten, Kapseln, Injektion, Infusion
Vitamin B_{12}	SAMe	morgens, nüchtern	Tropfen, Tabletten, Kapseln, Injektion, Spray
Zink	GABA	abends vor dem Schlafen	Tropfen, Tabletten, Kapseln, Injektion
Vitamin C	Serotonin, Dopamin, Noradrenalin	kann in höheren Dosierungen zu Durchfall und Blähungen führen	Kapseln, Injektion, Tabletten, Pulver
Vitamin B_3 (Niacin)	GABA, Dopamin, Noradrenalin, Serotonin	Einnahme kann in höheren Dosen zu Flush-Reaktionen der Haut führen, dann besser die Flush-free-Variante (Inositolhexanicotinat) verwenden	Kapseln, Injektion, Tabletten, Pulver
Folat	Serotonin, Dopamin, Noradrenalin	als Methylfolat einnehmen wegen häufiger genetischer Defekte (MTHFR-Polymorphismen)	Kapseln, Injektion, Tabletten, Pulver

Glückshormon-nährstoff	Funktion	Einnahme-empfehlung	Darreichungs-formen
Eisen	Serotonin	gemeinsam mit Vitamin C, nicht nüchtern, kann zu Magen-Darm-Beschwerden führen	Kapseln, Injektion, Tabletten, Pulver, Saft
SAMe	Melatonin, Serotonin	über den Tag verteilt, kann zu Beginn Magen-Darm-Beschwerden verursachen, immer mit Vitamin B_{12} und Methylfolat einnehmen, der Homocysteinspiegel muss regelmäßig kontrolliert werden, keine gleichzeitige Einnahme von SSRI, SNRI und Triptanen	Tabletten, Kapseln
Magnesium	Aktivierung von Vitamin D, Serotonin, GABA und Melatonin	abends vor dem Schlafen, getrennt von Zink	Kapseln, Injektion, Infusion, Tabletten, Pulver
Tyrosin	Dopamin, Noradrenalin, Schilddrüsenhormone, Hautpigment	morgens zum Frühstück, keine gleichzeitige Einnahme von MAO-Hemmern	Kapseln, Tabletten, Pulver
D- Phenylalanin	wird in der Leber zu Tyrosin umgewandelt, synthetische Form, wirkt auch gegen chronische Schmerzen	morgens zum Frühstück	Kapseln, Injektion, Tabletten, Pulver
L- Phenylalanin	wird in der Leber zu Tyrosin umgewandelt, wirkt anregend	morgens zum Frühstück	Kapseln, Injektion, Tabletten, Pulver

Glückshormon-nährstoff	Funktion	Einnahme-empfehlung	Darreichungs-formen
DL- Phenylalanin (DLPA)	Vorstufe von Tyrosin, Mischform, wirkt gut gegen Schmerzen und ist gleichzeitig anregend	morgens zum Frühstück	Kapseln, Injektion, Tabletten, Pulver
Tryptophan	Serotonin, Muskelaufbau, Glutamat-GABA	abends, niemals gemeinsam mit anderen Aminosäuren, am besten mit ein wenig Honig, keine gleichzeitige Einnahme von SSRI, SNRI und Triptanen	Kapseln, Injektion, Tabletten, Pulver, Infusion
5-HTP (5-Hydroxytryptophan)	Serotonin im Darm und Gehirn	direkte Vorstufe von Serotonin, kann Magen-Darm-Beschwerden verursachen, keine gleichzeitige Einnahme von SSRI, SNRI und Triptanen	Tabletten, Pulver
Glycin	Hilfsstoff für GABA	abends, kann in hoher Dosierung Hautkribbeln verursachen	Tabletten, Pulver
Theanin	Hilfsstoff für GABA	abends	Tabletten, Kapseln, Pulver
Taurin	Hilfsstoff für GABA	abends	Tabletten, Kapseln, Pulver
Glutamin	GABA	abends	Kapseln, Injektion, Tabletten, Pulver

Glückshormon-nährstoff	**Funktion**	**Einnahme-empfehlung**	**Darreichungs-formen**
Kupfer	Noradrenalin	morgens	Kapseln, Tabletten
Mangan	GABA	nicht nüchtern, getrennt von Zink	Kapseln, Tabletten, Pulver
EPA	Serotonin, Dopamin, Noradrenalin, Melatonin, GABA	zu einer Mahlzeit, bei Einnahme von Blutverdünnern unbedingt Rücksprache mit dem Arzt	Öle (auch vegan), Kapseln
DHA	Serotonin, Dopamin, Noradrenalin, Melatonin, GABA	zu einer Mahlzeit, bei Einnahme von Blutverdünnern unbedingt Rücksprache mit dem Arzt	Öle (auch vegan), Kapseln
Jod	Schutz der Nervenzellen, Aufbau Schilddrüsenhormon	morgens, nicht bei Hyperthyreose oder Morbus Basedow	Meeresalgen, Kapseln, Lugol'sche Lösung, Tabletten

Die Regulatoren: Natürliche psychoaktive Substanzen

Zu allen Zeiten haben Menschen versucht, ihre Stimmung und ihr Wohlbefinden positiv zu beeinflussen. Alte Schriften aus der traditionellen chinesischen Medizin, dem Ayurveda und aus der traditionellen abendländischen Medizin belegen die Anwendung von Heilpflanzen, ätherischen Ölen und anderen Naturprodukten. Selbst CBD-Öl, das aktuell als neu »entdecktes« Heilmittel gefeiert wird, wurde bereits in der Antike eingesetzt. Die Naturheilkunde ist daher ein uralter Schatz, der uns auch heute wertvolle Dienste leisten kann. Dank moderner Forschung können die Wirkungen, die lange nur von der Erfahrungsmedizin beschrieben wurden, nun auch in vielen Fällen wissenschaftlich erklärt werden.

Im Folgenden haben wir die wirksamsten natürlichen psychoaktiven Substanzen aufgelistet, die wir im Natürlich-high-Programm anwenden. Für einen besseren Überblick stellen wir diese zunächst kurz vor.

Ätherische Öle

»Nachbarin! Euer Fläschchen!«, ließ Goethe sein Gretchen im Faust rufen. Die Nachbarin brachte das Riechsalz wohl doch zu spät, denn Gretchen fiel umgehend in Ohnmacht.

Riechsalze oder auch Riechstäbchen waren bis vor 100 Jahren gang und gäbe. Sie hatten ihren festen Platz in der Notfallmedizin. Die Fläschchen oder kleinen Dosen mit ätherischen Ölen oder anderen duftintensiven Stoffen wurden bei akuten Schwindelanfällen, Ohnmacht und anderen Befindlichkeitsstörungen gereicht. Die therapeutische Anwendung von Duftstoffen ist aber sehr viel älter. Vermutlich benutzen Menschen ätherische Öle seit über 5000 Jahren zu Heilzwecken. Die Aromatherapie ist damit eine der ältesten medizinischen Verfahren.

In vielen Gewebearten von Pflanzen, wie in Blüten, Fruchtschalen, Rinde, Blättern und Wurzeln, sind ätherische Öle eingelagert. Diese haben unter anderem die Aufgabe, die Pflanze vor Fressfeinden, vor Hitze oder Kälte zu schützen. Durch Auspressen oder Destillation werden diese Öle extrahiert. Mit der Aromatherapie verfügen wir über ein effektives Werkzeug, um direkten Einfluss auf unsere Nervenzellen zu nehmen – ohne eine Tablette oder Kapsel schlucken zu müssen oder gar eine Infusion zu bekommen. Die Wirkung setzt unverzüglich ein und kann je nach verwendetem Öl unterschiedlich lang anhalten. Da ätherische Öle die Hautbarriere gut überwinden können, lassen sich hervorragende Wirkungen über Hauteinreibungen und Massagen erzielen. Eine erstklassige Anwendung ist auch die Inhalation durch die Anwendung als Spray, in einer Duftlampe, einem Duftstein oder als Sauna-Aufguss. Natürlich ist der einfache Weg des »Dran-Schnupperns« über unsere Nase der schnellste zum zentralen Nervensystem.

DER GERUCHSSINN

Er ist der entwicklungsgeschichtlich älteste Sinn und auch der erste Sinn, den wir entwickeln. Bereits ab der 27. Schwangerschaftswoche können Embryonen riechen. Die Nase hat circa 30 Millionen Riechzellen, die sich innerhalb von vier Wochen komplett erneuern. Die Nase erfasst Düfte durch spezielle Riechzellen und leitet sie ohne Umwege weiter an den Riechkolben, einen der ältesten Teile unseres zentralen Nervensystems. Von dort werden Düfte noch einmal an den Mandelkern im limbischen System weitergeleitet. Dies ist der Teil des Gehirns, der Emotionen und Erinnerungen abspeichert. Daher können wir uns bei der Wahrnehmung bestimmter uns bekannter Gerüche plötzlich wieder an längst vergangene Ereignisse und damit verbundene Emotionen erinnern.

Die Anwendung ätherischer Öle wird bei der Behandlung von Ängsten, Depressionen, Schlafstörungen und anderer psychischer Störungen unterschätzt und daher noch viel zu wenig genutzt. Aufgrund ihrer zahlreichen Wirkungen hätte sie einen viel größeren Stellenwert verdient.

Die Aromatherapie hat mittlerweile auch das Interesse der Forschung geweckt, sodass heute erklärbar ist, warum ätherische Öle einen unmittelbaren Effekt auf unsere Stimmung haben. Es ist geklärt, dass Lavendelmoleküle die Erregung an den Glutamat-(NMDA-)Rezeptoren vermindert und so eine beruhigende Wirkung entfalten kann. So konnte das Team um den Duftforscher Prof. Dr. Dr. Dr. Hanns Hatt von der Universität Bochum klären, dass das Carveol, ein Inhaltsstoff in Jasmin- und Hopfenöl, an den GABA-Rezeptoren der Nervenzellen wirkt und daher gerade bei GABA-Mangel sehr hilfreich sein kann.

Wir selbst nutzen ätherische Öle auf vielfältige Art und Weise sowohl in unserer Praxis als auch zu Hause und empfehlen den Einsatz auch an unseren kleinen und großen Patienten. Inspiriert wurden wir hier von Eliane Zimmermann. Sie ist Deutschlands Expertin für Aromatherapie, Dozentin und Bestsellerautorin. In einem Gespräch hat sie uns viele nützliche Informationen über die Wirkungsweise und die richtige Anwendung ätherischer Öle verraten.

Frau Zimmermann, der Mensch ist ein »Nasentier« – schreiben Sie so schön in Ihren Büchern. Was bedeutet das?
Der Riechsinn wird bereits zu einem sehr frühen Zeitpunkt beim werdenden Menschen ausgebildet. Was unsere Mutter isst, kann später unsere Geschmacks- und Duftvorlieben beeinflussen, denn viele Duftmoleküle verändern den Geruch des Fruchtwassers. Sind wir dann in dieser Welt angekommen, führt uns unser Näschen sofort zur Brustwarze der frischgebackenen Mama. Die Fähigkeit zu riechen sichert also unsere Nahrungssuche ab. Umso wichtiger ist es, dass der kleine Mensch nicht mit Parfüms und stark riechenden Kosmetikprodukten »an der Nase herumgeführt wird«, sondern »Mama und Papa pur« riechen darf. Inzwischen weiß die Wissenschaft auch: Nicht nur unsere Nase kann riechen! An der Uni Bochum wird seit vielen Jahren an Rezeptoren geforscht, mit welchen fast alle Gewebe unseres Körpers ausgestattet sind. Diese können riechen! Duftrezeptoren sind also nicht nur für das Riechen relevant, sondern spielen in vielen Organen eine Rolle, welche erst nach und nach von Forschern »entziffert« werden. Die Haut kann »riechen«, also auf Impulse durch Riechstoffe reagieren, genauso wie die Lunge, das Herz, die Prostata und andere. Denn für unsere Fähigkeit zum Riechen ist vor allem unser »emotionales Gehirn« zuständig, allen voran der sogenannte Hippocampus im limbischen System. Dieser verwaltet auch unsere Erinnerungen.

Darum, das ist inzwischen nicht nur unter NeurologInnen bekannt, kann der Verlust des Geruchssinnes ein Warnsignal bei bestimmten neurodegenerativen Erkrankungen wie Alzheimer und Parkinson bedeuten. Lange bevor Vergesslichkeit, Zittern oder Verwirrung auftreten, lässt das Riechen nach. Mit speziell entwickelten Riechtests führen inzwischen Fachärzte Früh-Anamnesen durch.

Die Reizung bestimmter Gehirnareale lässt sich mit speziellen EEGs (EOG, Olfaktometer) und per PET (Positronenemissionstomografie) sichtbar machen: Die Bereiche, in denen auf einen bestimmten Geruch verstärkte Aktivitäten auftreten, lassen Rückschlüsse auf die physiologische Wirkung des getesteten Duftes ziehen.

Eine weitere Möglichkeit für uns Menschen, Gerüche zu erkennen, erfolgt durch die Endigungen des Trigeminusnervs. Er durchzieht große Teile der

Nasenschleimhaut und auch der Zunge, kann Knoblauch-, Senf- und Pfefferminzduft feststellen sowie Warnungen wegen stechender, reizender und schädlicher Gerüche wie beispielsweise Salzsäure, Chlor, Ammoniak und Capsaicin an unser Gehirn »funken«. Er registriert zudem brennende und kühlende Effekte und ermöglicht erst das Richtungsriechen.

Diese kleine Übersicht zeigt: Wir Menschen sind in der Tat ein gut ausgestattetes »Nasentier«

Welche Funktion haben ätherische Öle in der Natur?
Einzelne Moleküle aus ätherischen Ölen werden von wild wachsenden Pflanzen wie ein Alphabet eingesetzt, beispielsweise um Insekten abzuwehren oder anzulocken. Vermutlich funktioniert diese Sprache der Pflanzen nicht oder weniger in Plantagen. Im Idealfall können per »Riechzeichen« bestimmte Insekten herbeizitiert werden, die sich dann von Fressfeinden ernähren, sodass die in Not geratene Pflanze nicht kaputtgeknabbert wird.

Wir Menschen sind mit ähnlichen Rezeptoren ausgestattet, wir »verstehen« auf einer ganz tiefen Ebene viele dieser Signale.

Können ätherische Öle unverdünnt angewendet werden oder nur verdünnt (zum Beispiel in Kokosöl, Olivenöl)?
Ätherische Öle sind im Gegensatz zu homöopathischen Zubereitungen hochkonzentrierte Vielstoffgemische. Sie können aus Hunderten von unterschiedlichen Molekülen bestehen. In fast jedem Naturduft, der durch Destillation entstanden ist, finden wir einen mehr oder weniger hohen Anteil an sogenannten Monoterpenen. Diese sind lipophil, das heißt, sie lösen sich gut in Fetten und Ölen, lösen wiederum auch Fette auf.

Da unsere Haut von einer fettartigen Lipidschicht vor Umwelteinflüssen geschützt wird, sollten wir diese nicht durch aggressive Seifen, hochprozentige Parfüms oder unverdünnte ätherische Öle angreifen. Wir verdünnen diese vielmehr in einen Bereich, ähnlich wie er in der lebenden Pflanze vorkommt, auf circa ein Prozent, insbesondere wenn wir emotionale Schieflagen verbessern möchten. Je nach Befindlichkeit und Beschwerde werden Profis, die gut in Aromatherapie ausgebildet sind, auch etwas höher dosieren.

Zur Ganzkörpermassage werden die Naturdüfte gerne auf zwei bis drei Prozent verdünnt (circa sechs Tropfen in zehn Milliliter fettem Öl). Bei akuten starken Schmerzen können im Privatbereich auch mal einige Tage fünfprozentige Verdünnungen eingesetzt werden (beispielsweise je drei Tropfen Lorbeer-, Majoran- und Pfefferöl in zehn Milliliter). Bei Insektenstichen und Prellungen können einige Tropfen unverdünnten Lavendelöls eingesetzt werden.

Naturbelassene fette Öle haben durch ihr jeweiliges einzigartiges Fettsäurespektrum spezielle heilende Eigenschaften, sodass eine gezielte Auswahl des Verdünnungsmediums die Wirkung der ätherischen Öle deutlich unterstützen kann. Auch Aloe-vera-Gel ist ein gutes Mittel, das bei Sonnenbrand und Spätfolgen von Bestrahlungstherapien zusammen mit Lavendelöl eingesetzt werden kann.

Für Bäder müssen ätherische Öle mit einer Art Emulgator vermischt werden, denn sonst schwimmen diese wie Fettaugen auf der Suppe auf der Wasseroberfläche und können beim Einsteigen in die Badewanne empfindliche Körperpartien stark reizen und generell die Haut reizen, da sie in so geballter Form in Kontakt mit dieser treten. Fette Sahne ist bereits eine Emulsion und unterstützt das Entstehen von winzigen Öltröpfchen. Wir verschütteln also beispielsweise drei Esslöffel Sahne mit bis zu acht Tropfen ausgewählter ätherischer Öle und geben dieses Gemisch nach dem Einlassen des Badewassers unter Verrühren in die Badewanne. Das Mischen ätherischer und fetter Öle macht für ein wohltuendes Bad keinen Sinn, wieder werden große Fetttropfen auf der Wasseroberfläche schwimmen.

Beim Inhalieren mit heißem Wasser werden maximal zwei Tropfen des unverdünnten ätherischen Öls auf das Wasser gegeben, diese Menge entspricht beispielsweise bei Thymian oder Kamille circa einem Waschkorb voller Thymianzweige oder Kamillenblüten und ist völlig ausreichend.

Was ist beim Kauf ätherischer Öle unbedingt zu beachten?

Für Laien ist es nicht einfach, eine hervorragende Qualität zu erkennen. Eine gute Orientierung bieten Öle, deren Ursprungspflanzen einigermaßen natürlich wachsen durften, das heißt, sie konnten sich mit ihren hoffentlich reichlich gebildeten ätherischen Ölen noch gut »unterhalten«. Solche Öle erhalten von anerkannten und unabhängigen Instituten ein Biosiegel.

Es ist derzeit in Mode, aus den USA importierte ätherische Öle mit einem angeblich besonders hochwertigem »Siegel« per Direktvertrieb unter die

Leute zu bringen. Wie bei Plastikdosen oder bei Alleskönner-Küchenmaschinen wird auf geselligen Duftpartys der Vertrieb angekurbelt. Je mehr neue Kunden gewonnen werden und je mehr Vertriebler »unter« einem sind, desto besser sind die Verdienstmöglichkeiten. Die hochgelobten »Siegel« sind jedoch meistens nur Marketingtools, mit denen der jeweilige Öle-Anbieter sich selbst auszeichnet. Da manche diese Anbieter Milliarden-Dollar-Gewinne machen und eben durch weite Transportwege unnötig umweltschädigende Treibhausgase produzieren, ziehe ich es vor, ätherische Öle aus dem nahen Europa zu kaufen (eine Liste mit seriösen Anbietern befindet sich auf meiner Website).

Viele deutschsprachige Anbieter unterstützen zudem kleinere umweltfreundliche Anbauprojekte und sichern den Erzeugern eine faire Bezahlung. Ich durfte im Laufe meiner über 30-jährigen Tätigkeit als Aromatherapeutin viele unterschiedliche Destillateure kennenlernen und bin immer noch tief berührt von deren Idealismus, den sie sich trotz der harten »Handarbeit« erhalten konnten. Um beispielsweise einen Liter Bio-Rosenöl gewinnen zu können, müssen (vorwiegend) Frauen bereits im Morgengrauen auf die Felder, um Blüte für Blüte sehr zügig und ohne Werkzeug abzuknipsen. Circa fünf volle Lastwagen (à einer Tonne) voller Rosenblüten füllen dann gerade mal eine Ein-Liter-Flasche mit Rosenöl.

Ätherische Öle werden individuell angewendet. Daher gibt es keine Standardtherapie. Am besten schnuppert man sich durch die vielfältigen Angebote. In vielen Biomärkten und Naturdrogerien gibt es Testampullen.

RAUMSPRAY FÜR BESSERE KONZENTRATION NACH ELIANE ZIMMERMANN

1. 50 Milliliter Wodka in eine Braunglas-Sprühflasche geben.
2. 15 Tropfen Bio-Zitronenöl dazugießen.
3. 10 Tropfen Bio-Pfefferminzöl dazugeben.
4. Vor jedem Versprühen gut schütteln.

Für Erwachsene könnten noch fünf Tropfen Rosmarinöl hinzugefügt werden.

Vorher müssen diese Sträucher regelmäßig betreut, also gejätet, werden, beim biologischen Anbau mit organischen Düngern gepflegt und bei Insektenbefall mit ungiftigen Spritzmitteln verteidigt werden. Manche Menschen empören sich bisweilen darüber, dass ein Tropfen Rosenöl fast drei Euro kostet. Doch wenn sie den geschilderten Aufwand erklärt bekommen und hören, dass in diesem Tropfen circa 30 Duftrosen stecken, lernen sie die Kostbarkeit unserer Naturdüfte zu schätzen.

Frau Zimmermann, wir danken für dieses Gespräch.

Ätherische Öle sind flüchtig, leicht entflammbar und haben nur eine begrenzte Haltbarkeit. Sie sollten nicht unmittelbar in der Anwesenheit von Säuglingen und Kleinkindern verabreicht werden. Es hat sich bewährt, das Öl mindestens dreimal täglich einzuatmen oder anzuwenden.

LESETIPP

Weitere hilfreiche Anwendungsmöglichkeiten ätherischer Öle findest du hier:
Eliane Zimmermann: *Aromatherapie. Die Heilkraft ätherischer Pflanzenöle*, Irisiana Verlag 2016.
Sehr empfehlenswert ist auch ihre Website www.aromapraxis.de.

Gewürze

Gewürze gehören nur in die Küche? Dachten wir auch lange, bis wir ihre unglaublichen Heilwirkungen kennenlernen durften. Seitdem verordnen wir immer auch Safran, Gelbwurz und Zimt bei Glückshormonmangel.

Safran (Crocus sativus)

Safran gilt als das teuerste Gewürz der Welt, da seine Blüten nur in Handarbeit geerntet werden können und er nur einmal pro Jahr blüht. Als Heilmittel war er schon in der Antike bekannt. Safran wirkt stark stimmungsaufhellend und erhöht zudem noch die Gedächtnisleistung. Wir setzen ihn daher vor allem bei Serotonin- und GABA-Mangel ein. Für den therapeutischen Einsatz werden 30 bis 60 Milligramm Safranextrakt pro Tag als Kapsel verabreicht. Wer Safran zum Würzen einsetzen möchte, sollte unbedingt auf eine gute Qualität achten. Leider sind viele Safranimitate auf dem Markt.

Hinweis: Wer Psychopharmaka einnimmt, sollte die Einnahme von Safranextrakt mit seinem Psychiater oder Neurologen abstimmen.

Gelbwurz (Curcuma longa)

Gelbwurz ist Bestandteil vieler asiatischer Gerichte und gibt Currymischungen erst ihre satte gelbe Farbe. Auch Kurkuma ist schon seit Jahrtausenden als Heilmittel bekannt. Seit einigen Jahren wird sie nun auch intensiv erforscht. Gut belegt sind unter anderem ihre antientzündlichen Effekte (auch auf die Nervenzellen) und die hemmende Wirkung auf das Wachstum verschiedener Tumorzellen. Weniger bekannt ist, dass Curcuma longa sich auch positiv auf die Denkleistung auswirkt. Daher setzen wir sie bei Noradrenalinmangel ein, vor allem wenn geistige (manchmal gemeinsam mit körperlicher) Erschöpfung im Vordergrund steht.

Wichtig ist, dass Curcuma longa nur in Kombination mit schwarzem Pfeffer (Piperin) am Darm aufgenommen wird. Für den Einsatz als Heilmittel lässt sich Kurkuma als Kapsel, Zäpfchen und sogar als Infusion verabreichen.

Zimt (Cinnamomum verum)

Das typische Weihnachtsgewürz wurde bereits vor über 5000 Jahren in China und in Ägypten als Heilmittel verwendet. Zimt kann sowohl die geistige Leistungsfähigkeit als auch die Gedächtnisleistung enorm verbessern. Zudem hat es weitere wichtige Wirkungen: Es reguliert den Blutzucker, verbessert das Blutfettprofil und kann Entzündungen entgegenwirken.

Wir setzen Zimt als unterstützende Therapie bei Dopamin- und Noradrenalinmangel ein. Wichtiger Hinweis: Cassia-Zimtsorten enthalten häufig hohen Dosen des Aromastoffs Cumarin, der die Leber belasten kann. Sie sind daher nicht so gut zum Verzehr geeignet. Für eine längere Zimteinnahme empfehlen wir daher die cumarinarmen Ceylon-Zimtsorten.

Ähnlich wie die Aromaöle können auch Gewürze unser Leben genussvoll bereichern. Wer schon einmal auf den Gewürzbasaren im Nahen Osten die Vielfalt der Gerüche und Farben an Gewürzen erlebt hat, kann nur erahnen, wie viel verborgenes Heilwissen es noch zu entdecken gibt.

Die Biologin Frau Dr. Sabine Paul ist Deutschlands Gewürzexpertin. Sie hat uns viele Hintergrundinformationen zu diesen potenten Heilmitteln verraten.

Wie gelangen Gewürze ins Gehirn und wie können sie auf den Hirnstoffwechsel Einfluss nehmen?
Es gibt vier Hauptwege, wie Gewürze ins Gehirn gelangen: durch Hautkontakt, über die Mundschleimhaut, über die Darmschleimhaut und über das Riechepithel der Nase. Der Weg über die Nase ist am schnellsten und löst innerhalb von Sekunden bis Minuten Reaktionen im limbischen System aus. Die Inhaltsstoffe der Gewürze können dort und auch in anderen Gehirnregionen die Ausschüttung von Botenstoffen anregen, ihren Abbau verringern oder das Wachstum von Nervenzellen fördern.

Wir setzen seit einigen Jahren bei Patienten mit Angststörungen und Depressionen Safran ein – mit einer erstaunlich hohen Ansprechrate. Patienten können oft nach wenigen Wochen schon ihre Psychopharmaka absetzen oder in der Dosierung erheblich reduzieren! Was ist über die Wirkungen von Safran bekannt?
Safran ist traditionell schon lange als stimmungsaufhellend bekannt. Inzwischen wurde auch in Studien nachgewiesen, dass die Inhaltsstoffe Crocin und Safranal ebenso wirksam sind wie Antidepressiva. Sie wirken als Wiederaufnahmehemmer für das Glückshormon Serotonin. Zudem scheint Safran ähnlich wie GABA zu wirken, was zur natürlichen Anhebung der Stimmung und zur Beruhigung führt.

Ein anderes Gewürz – die Gelbwurz (Curcuma longa) – ist in der Naturheilkunde schon länger etabliert, insbesondere bei Verdauungsstörungen und Entzündungen. Sie hat aber auch therapeutische Wirkungen für das Nervensystem. Welche sind diese?
Curcumin, der gelbe Farbstoff der Kurkuma, zeigt bei älteren Menschen bereits eine Stunde nach dem Verzehr eine Verbesserung der Aufmerksamkeit und des Arbeitsgedächtnisses. Curcumin reduziert auch die typischen Amyloid-Plaques bei der Alzheimer-Erkrankung. Besonders spannend finde ich,

dass ein weiterer Inhaltsstoff, das Ar-Turmeron, im Tiermodell sogar die Neubildung von Gedächtniszellen aktiviert. Das ist eine große Hoffnung für Alzheimer-Patienten, die bereits unter Gedächtnisverlust leiden.

Unser Lieblingsgewürz Knoblauch kann bei Konzentrations- und Gedächtnisstörungen eine echte Hilfe sein. Bitte erzählen Sie uns etwas über diese Wunderknolle.
Der Hauptinhaltsstoff des Knoblauchs ist Allicin. Diese Substanz ist in der Lage, den Abbau von Neurotransmittern zu hemmen, die für die Gedächtnisbildung entscheidend sind. Konkret hemmt Allicin die Acetylcholin- und die Butyrylcholinesterase. So bleibt mehr Acetylcholin aktiv, welches das Lernen, die Aufmerksamkeit und den Erhalt der Gedächtnisfunktionen steuert.

Eine generelle Frage zu den Dosierungsempfehlungen: Als Gewürz in der Küche werden in der Regel nur geringe Mengen verwendet, als Nahrungsergänzungsmittel oder Arzneimittel oft recht hohe Dosen. Wie viel »Gewürzdoping« benötigt das Gehirn, wenn wir einen therapeutischen Effekt auf die Neurotransmitter erreichen wollen?
Ja, für die Prävention gilt tatsächlich »Prise statt Esslöffel« als Dosierungsempfehlung. Die Inhaltsstoffe der Gewürze sind hochkonzentriert und schon in sehr geringen Mengen wirksam. Auch wenn für therapeutische Effekte höhere Dosierungen gewählt werden, sollte man beachten, dass »möglichst viel« nicht unbedingt optimal ist: Für Kurkuma wurde beispielsweise gezeigt, dass die Effekte bei geringer bis mittlerer Dosierung gesteigert werden können, dosiert man darüber hinaus, lässt die Wirksamkeit wieder nach. Solche Wirkkurven sind typisch für viele sekundäre Pflanzenstoffe. Daher sollte mit Bedacht auch im therapeutischen Bereich dosiert und auch Wechselwirkungen mit anderen Substanzen und Medikamenten berücksichtigt werden.

Frau Dr. Paul, wir danken für dieses Gespräch.

LESETIPP

Sabine Paul: *Gehirndoping mit Gewürzen*, Verlag Expert Fachmedien, Düsseldorf 2018, sowie ihr Blog www.nerven-power.de

Vitalpilze

Als »Ötzi« in den Alpen entdeckt wurde, fand man in seiner Nähe die noch gut erhaltenen Überreste seiner über 5000 Jahre alten Reiseapotheke. Die genauere Analyse ergab später, dass der Gletschermann verschiedene Heilpilze bei sich trug. Der Fund zeigt, dass die Pilzheilkunde (Mykotherapie), die ihren Ursprung eigentlich in der traditionellen chinesischen Medizin hat, bereits vor langer Zeit auch schon in Europa bekannt war.

In der modernen Mykotherapie werden 14 verschiedene Großpilze zur Behandlung verschiedener Erkrankungen, auch für psychiatrische Krankheiten, genutzt. Einige Pilze sind echte Gourmethappen. Mit Shiitake und Austernpilzen lassen sich köstliche Gerichte zubereiten. Wenn wir Pilze allerdings therapeutisch nutzen wollen, benötigen wir ihre hochdosierten Wirkstoffe als Extrakte in Kapselform.
Vitalpilze haben eine Reihe hochwertiger Inhaltsstoffe wie...

- alle B-Vitamine,
- alle essenziellen Aminosäuren,
- Polysaccharide, die sich günstig auf Cholesterin- und Blutzuckerspiegel auswirken,
- Triterpene.

Diese Naturstoffe wirken antientzündlich, antiviral und leberschützend. Ihre Substrate scheinen für die regulierenden Wirkungen gerade bei Glückshormonmangel mitverantwortlich zu sein.

PILZE

Pilze wurden lange Zeit für Pflanzen gehalten; heutzutage bilden sie eine eigene Gattung, da sie – anders als Pflanzen – keine Fotosynthese betreiben können. Seit circa 100 Jahren nutzt man Pilze auch für medizinische Zwecke, zum Beispiel für die Entwicklung von Penizillinen oder Malariamedikamenten.

Die Biologin Frau Dr. Dorothee Bös beschäftigt sich beruflich mit Vitalpilzen und hat uns wichtige Informationen und Hinweise zu ihrer Anwendung gegeben.

Frau Dr. Bös, Sie beschäftigen sich schon lange mit den therapeutischen Wirkungen von Heilpilzen. Ein für uns in unserer Praxis sehr wichtiger Pilz ist der Cordyceps. Er wirkt hervorragend bei allen Symptomen des Serotoninmangels. Wir haben ihn selbst schon oft für uns eingesetzt. Worauf beruhen seine Wirkungen?
Da kann ich nur zustimmen. Was die Wirkungen anbelangt, sind grundsätzlich viele Pilze – allen voran Cordyceps – sogenannte Adaptogene, das heißt Pilze oder Pflanzen, die den Organismus unspezifisch stärken und damit auch die Lebenskraft und die Selbstheilungskräfte unterstützen. Das gesamte Vegetativum kommt wieder in die gesunde Regulation, dies kann man sogar mit der Herzfrequenzvariationsanalyse messen. Dadurch kann sich natürlich auf vielen Ebenen etwas bewegen und die Patienten spüren das auch sehr schnell in Form von mehr Energie, verbessertem Schlaf oder besserer Stimmung. Cordyceps ist also eines der berühmtesten pilzlichen Stärkungsmittel. Man hat speziell zu diesem Pilz mittlerweile aber auch noch weitere Wirkmechanismen aufgedeckt. Zum einen binden Inhaltsstoffe des Cordyceps, aber auch anderer Pilze, wie etwa Maitake, an den sogenannten Dectin-1-Rezeptor, der für die Regulation des Immunsystems bedeutsam ist, aber auch antidepressive Mechanismen aktiviert. Außerdem wird die ja heute oft über Zivilisationskost degenerierte Darmflora durch Pilze als »Präbiotikum« positiv beeinflusst und die Darmflora beeinflusst zu einem großen Ausmaß unsere Gesundheit und Wohlbefinden.

Cordyceps ist zudem bekannt für seine schmerzstillenden, entzündungshemmenden Inhaltsstoffe und die Verbesserung der Schlafqualität.

Um speziell die Serotoninbildung im Gehirn zu unterstützen, empfehle ich zusätzlich zu den Pilzen weitere tryptophanreiche Lebensmittel wie zum Beispiel Cashewkerne.

Welcher Heilpilz wirkt bei Störungen, die auf einen niedrigen Dopaminspiegel zurückzuführen sind (also Konzentrationsstörungen, Gedächtnisstörungen, Motivationsprobleme)?

Auch hier sollte auf jeden Fall Cordyceps in der Empfehlung dabei sein. Für die meisten Patienten ist es sowieso sinnvoll, mehrere Pilze zu kombinieren, die dann auch synergistisch wirken – das heißt, man benötigt vom einzelnen Pilz weniger.

Cordyceps bewirkt möglicherweise eine sanfte MAO-B-Hemmung (ein Enzym, das Dopamin abbaut), das heißt, das wenige vorhandene Dopamin kann somit länger wirken. Für den Antrieb und die Motivation ist er somit auch der wichtigste Pilz.

Eine perfekte Ergänzung zum Cordyceps sind die Pilze Hericium und Reishi. Der Hauptpilz für ein gutes Gedächtnis ist Hericium. Studien mit Hericium-Pilzpulver bei beginnender Demenz haben dies zeigen können. Auch bei Ängsten sowie Unruhe und Schlafstörungen wird dieser Pilz oft verwendet. Hericium hat zudem nervenschützende Eigenschaften, daher kann er einem Dopaminmangel – wie er etwa durch oxidativen Stress und Zellverlust bei Parkinson entsteht – entgegenwirken.

Der bekannteste Heilpilz ist der Reishi – er hat einen engen Bezug zur Leber. Hat dieser auch einen Bezug zum zentralen Nervensystem?
Reishi ist sicher der berühmteste Heilpilz mit einer jahrtausendealten Tradition und unterstützt zahlreiche Organsysteme. Wie Sie schon sagen, ist er ein leberschützender Pilz – gerade in der heutigen Zeit ein immens wichtiger Aspekt. Was das Nervensystem anbelangt, sind ja unsere Nervensysteme im Bauch, im Vegetativum und im zentralen Nervensystem eng miteinander verknüpft – dies zeigt sich beispielsweise beim Thema Reizdarm. An dieser Achse setzen Pilze wie Reishi oder Hericium perfekt an und zeigen ihr breites Wirkungsspektrum. Reishi wird zudem bei allen hormonellen Disbalancen und Entzündungen sowie Schmerzen empfohlen, ist hier also quasi immer ein »Basispilz«. Er kann die Leistungsfähigkeit des Gehirns zum Beispiel bei Konzentrationsstörungen unterstützen, daher hat man ihm so berühmte Beinamen wie »Pilz des langen Lebens« oder »Anti-Aging-Pilz« gegeben.

Sie haben eben den Hericium erwähnt. Er ist ein nicht so bekannter Heilpilz, hat aber auch einen wichtigen Platz in der Therapie bei Serotoninmangel. Bitte stellen Sie uns diesen interessanten Pilz kurz vor.

Hericium oder Igelstachelbart ist ein Pilz, der vor allem bei Erkrankungen des Magen-Darm-Traktes und des Nervensystems zum Einsatz kommt. Durch die Wirkung über die Darm-Hirn-Haut-Achse ist er auch bei zahlreichen Hauterkrankungen ein wichtiger Pilz.

Hericium kann einem zu durchlässigen Darm, dem sogenannten Leaky Gut, entgegenwirken, dies verhindert, dass zu viele entzündungsfördernde Eiweiße in unser Blut gelangen. Was den Serotoninmangel anbelangt, können geschädigte Schleimhäute, eine Magenentzündung oder die Einnahme von Magensäure-Hemmern dafür verantwortlich sein, dass zu wenig Tryptophan aufgenommen wird. Dann ist oft nicht nur die Serotoninbildung im Darm reduziert (Verstopfung), sondern auch im Gehirn. An diesen Ursachen kann Hericium ansetzen, außerdem vermutet man als einen Wirkmechanismus gegen Ängste und Depressionen eine verbesserte Nervenbildung im Hippocampus – diese Region des Gehirns ist ja auch für das Lernen und das Gedächtnis zuständig. In einer Untersuchung mit übergewichtigen Patienten hat er zudem Schlafstörungen und die Stimmung verbessert. Also, wie wir sehen, ein weiterer hoch spannender Heilpilz!

Zum Schluss eine grundsätzliche Frage: Es gibt viele Anbieter von Heilpilzen. Worauf sollte der Verbraucher bei der Auswahl eines Pilzproduktes achten?
Das ist eine wichtige Frage. Pilze können durch ihr feines Myzel perfekt sämtliche Inhaltsstoffe aus ihrer Umgebung aufnehmen, daher sollte man nicht nur darauf achten, wo man Pilze sammelt, sondern auch, wo gezüchtete Pilze angebaut wurden. Besonders häufig fallen immer wieder Produkte aus Asien wegen hoher Belastungen durch Pestizide oder Schwermetalle auf, aber natürlich sind sie oft billiger. Die meisten Anbieter beziehen daher leider ihr Pilzpulver aus Asien und verarbeiten es hier nur weiter als »hergestellt in Deutschland«. Man hat es als Verbraucher nicht leicht und muss wirklich genau hinschauen und nachfragen. Wenn möglich, kauft man immer Pilze oder Pilzprodukte aus Deutschland und in Bioqualität. Bei Fragen kann man sich gerne an das Institut MykoTroph wenden.

Frau Dr. Bös, wir danken für dieses Gespräch.

Wir setzen in der Therapie von Glückshormonmangel den Cordyceps (Raupenpilz) und den Hericium (Igelstachelbart) ein.

Heilpflanzen

Die Therapie mit Heilpflanzen gehört zu den ältesten medizinischen Behandlungen. Sie hat besonders in Europa eine lange Tradition. »Gegen alle Krankheiten ist ein Kraut gewachsen«, wusste schon die Universalgelehrte Hildegard von Bingen vor über tausend Jahren. Gerade für die »Gemütskrankheiten« haben sich Menschen zu allen Zeiten verschiedener Kräuter und Pflanzen bedient.

Folgende Pflanzen setzen wir bei Glückshormonmangel ein:

Passionsblume (Passiflora incarnata)

Seit dem 17. Jahrhundert ist die eigentlich tropische Pflanze in Europa beheimatet. Sie wurde als Pflanze gegen nervöse Unruhe eingesetzt. Erst in den letzten Jahren wurde sie auch wissenschaftlich erforscht. Deutsche Forscher konnten klären, dass ihre Inhaltsstoffe auf den GABA-Spiegel wirken.

Johanniskraut (Hypericum perforatum)

Bereits in der Klostermedizin des Mittelalters kannte man seine stimmungsaufhellende Wirkung. Sein Wirkstoff Hypericin ist mittlerweile gut erforscht.

Als Tee aus getrockneten Blüten oder als Kapselextrakt haben wir die besten Erfolge bei unseren Patienten. Johanniskraut kann die Lichtempfindlichkeit der Haut erhöhen. Empfindliche Menschen benötigen daher im Sommer einen zusätzlichen Hautschutz. Zudem kann es die Wirksamkeit hormoneller Verhütungsmittel und blutgerinnungshemmender Medikamente beeinträchtigen.

KRÄUTERGARTEN AUF DER FENSTERBANK

Viele Heilpflanzen lassen sich problemlos auf der Fensterbank, im Garten oder auf dem Balkon anbauen. So hat man seine Glückshormon-Therapeutika immer frisch und griffbereit. Wer Tee nicht so gerne mag, kann auch auf Kapseln, Tabletten, Säfte oder Kräuterextrakte zurückgreifen.

Juckbohne (Mucuna pruriens)

Die tropische Juckbohne ist hierzulande noch recht unbekannt. Sie enthält natürliches L-Dopa, die direkte Vorstufe von Dopamin, und kann somit hilfreich sein bei Dopamin- und Noradrenalinmangel.

Präparate von Heilpflanzen sind als Tee, Kapseln, als flüssiger Pflanzenextrakt oder als Saft erhältlich. Wie immer gilt auch hier, dass die Qualität der Pflanzenzucht entscheidend für die therapeutische Wirkung ist. Es sollten deshalb immer Pflanzenpräparate aus biologischem Anbau und möglichst schonender Verarbeitung gewählt werden.

CBD-Öl

CBD-Öl ist wohl das Naturheilmittel, das in den letzten zwei Jahren – auch in den Medien – für die meiste Furore gesorgt hat. Seit 2017 ist es in Deutschland als Nahrungsergänzungsmittel erhältlich. Dabei ist es ein Heilmittel, das schon im Mittelalter im europäischen Raum vor allem gegen Schmerzen und Entzündungen verwendet wurde. Seine Heilwirkungen wurden aber schon in der Antike gepriesen.

Die Cannabispflanze enthält neben zahlreichen anderen Pflanzenstoffen auch sogenannte Phytocannabinoide. Am besten erforscht ist das Cannabidiol (CBD). Daneben gibt es viele weitere Bestandteile, die sich auch medizinisch nutzen lassen, wie CBG (Cannabigerole).

Bekannt und berüchtigt ist Cannabis jedoch vor allem durch den Wirkstoff THC (Tetrahydrocannabinol). Anders als bei THC-haltigen Cannabisprodukten führen CBD-haltige Präparate, wie CBD-Öl, weder zu einem »Rausch« noch zu einem Gewöhnungseffekt. CBD-Öl, das in Deutschland als Nahrungsergänzungsmittel auf dem Markt ist, enthält weniger als zwei Prozent THC. Das ist viel zu wenig, um einen Rausch auszulösen.

Bereits im Jahre 1963 hat der israelische Wissenschaftler Prof. Dr. Raphael Mechoulam CBD in seiner chemischen Struktur beschrieben, ein Jahr später dann auch THC. Im Jahr 1992 entdeckte Mechoulam schließlich auch die Rezeptoren, an denen CBD an den Nervenzellen andockt. Seitdem ist es möglich, die genauen Wirkungen von CBD und THC im menschlichen Gehirn zu erforschen, aber auch ihren Einsatz bei vielen Erkrankungen.

Mechoulam und sein Team konnten in über 50 Jahren Forschung zahlreiche gesundheitsfördernde Wirkungen von CBD belegen, wie zum Beispiel ...

- Entzündungshemmung,
- Schmerzlinderung bei Rheuma und Fibromyalgie,
- Zellschutz der Nervenzellen.

Aber vor allem konnten sie Erleichterungen bei vielen psychiatrischen Erkrankungen nachweisen wie...

- Schlafstörungen,
- Angststörungen,
- Phobien,
- Depressionen,
- Muskelverspannungen,
- Restless-legs-Syndrom.

Wie lässt sich dies erklären? Bislang ist belegt, dass Cannabidiol direkt am Serotonin-, GABA- und Dopaminrezeptor wirkt. Es scheint so, dass es die Wirkung der Glückshormone modulieren kann. Das bedeutet, dass bei geringen Botenstoffmengen die Wirkungen von Serotonin, GABA und Dopamin an den Synapsen erhöht wird. Es sorgt nicht ursächlich für größere Mengen an Glückshormonen, sondern dafür, dass die geringen Mengen besser wirken können.

DAS ENDOCANNABIONOID-SYSTEM

Seit 1992 ist bekannt, dass der Mensch nicht nur Cannabinoide aus Hanf verwerten kann, sondern selbst eigene Cannobinoide herstellt (Endocannabinoide). Die bekanntesten sind Anandamit (AEA) und 2-Arachidonylglycerol (2-AG). Sie wirken über die Rezeptoren CB1 (im Nervensystem) und CB2 (im Knochen- und Immunsystem). Ihre genauen Wirkungen werden derzeit intensiv erforscht. Ein Mangel an Endocannabioniden ist vermutlich für verschiedene Hirnerkrankungen mitverantwortlich.

CBD-Öl ist in unterschiedlichen Intensitäten erhältlich. Es ist in der Regel mit einer Trägersubstanz, wie Hanfsamenöl oder Olivenöl, gemischt. Wie bei allen Substanzen, die wir zu uns nehmen, sollte auch bei CBD-Öl auf die Qualität geachtet werden. Wir empfehlen ausschließlich Produkte aus zertifiziertem Bioanbau.

Für angstlösende und beruhigende Effekte haben sich Intensitäten von fünf Prozent bis zwanzig Prozent bewährt. Wir empfehlen, dreimal täglich drei Tropfen auf die Mundschleimhaut zu geben und einige Minuten im Mund zu belassen. Am besten beginnt man mit einer fünfprozentigen Lösung. Bei nur geringen oder keinen Verbesserungen der Symptome sollte die Tropfenmenge mit einer stärker konzentrierten Lösung eingenommen werden. Auch bei höheren Dosierungen treten keine dämpfenden Effekte auf.

Zu Beginn kommt es oft zu einem trockenen Mund, und auch der bittere Geschmack des CBD-Öls ist gewöhnungsbedürftig. Oft kann der Blutdruck nach der Einnahme etwas absinken. Dies sollte bei Menschen mit ohnehin niedrigem Blutdruck oder Einnahme von Blutdrucksenkern beachtet werden. Die Nebenwirkungen lassen aber in der Regel nach einigen Tagen nach.

Aufgrund seiner geringen Nebenwirkungen und der sehr hohen Wirkrate gerade bei Angst und Unruhe setzen wir CBD-Öl seit einiger Zeit mit großem Erfolg bei Glückshormonmangel ein. Es wirkt gerade in akuten Angst- und Stresssituationen zuverlässig und schnell.

DAS ACHT-WOCHEN-PROGRAMM FÜR JEDEN GLÜCKSHORMONMANGELTYP

Jedes Programm ist für einen Zeitraum von acht Wochen gedacht. Spätestens ab der fünften Woche solltest du dich so weit stabilisiert haben, dass du auch unsere Natürlich-high-Powertipps in Bezug auf Ernährung, Darmgesundheit, Bewegung, Lichthygiene und Stressabbau umsetzen kannst. Nimm bitte die Nahrungsergänzungen und Naturstoffe in dieser Zeit gemäß dem Plan weiter ein.

Ab der achten Woche können die Präparate langsam reduziert werden. Die meisten unserer Patienten merken bereits nach circa 14 Tagen eine deutliche Besserung ihrer Beschwerden.

Grundsätzlich können die Programme auch längerfristig durchgeführt werden. Dann sind jedoch regelmäßige Laborkontrollen von Vitamin D und Kalzium, Serotonin, Dopamin, GABA und Noradrenalin notwendig.

Alle angegebenen Mengen sind für Erwachsene mit normalem Körpergewicht (60 bis 90 Kilo) berechnet und sollten nicht überschritten werden. Falls du chronisch krank bist oder dauerhaft Medikamente einnehmen musst, frag bitte deinen Arzt oder deinen Heilpraktiker, ob du unser Programm durchführen kannst.

Um nicht alle Nährstoffe durch Nahrungsergänzungen einnehmen zu müssen, empfehlen wir, den Jod- und EPA/DHA-Bedarf durch regelmäßige Algen- und Fischmahlzeiten zu decken.

Die für den Glückshormonaufbau benötigten Mengen an Eisen, Vitamin B_3 und Vitamin B_{12} sind über die Nahrung in der Regel abgedeckt, daher sind diese in den Programmen nicht explizit aufgeführt. Falls du dich vegetarisch oder vegan ernährst, ist eine Eisen- und Vitamin-B_{12}-Substitution möglicherweise sinnvoll.

Die verwendeten Nahrungsergänzungsmittel und Pflanzenstoffe sind in Deutschland frei verkäuflich und über Apotheken, Reformhäuser oder seriöse Internetanbieter zu beziehen. Einige Bezugsquellen findest du im Anhang dieses Buches.

Infusionstherapien ersetzen nicht die Einnahme oraler Präparate. Sie wirken als Beschleuniger der Therapie, sodass Symptome sich schneller bessern.

Selbstverständlich kann das Programm auch mit Begleitung eines Arztes oder Heilpraktikers durchgeführt werden. Dies ist vor allem dann sinnvoll, wenn neben Glückshormonmangel auch weitere Erkrankungen vorliegen beziehungsweise dauerhaft Medikamente eingenommen werden müssen.

Serotoninmangel

Serotoninmangel, 1. bis 4. Woche

Präparat	**Dosierung und Tageszeit**	**Bemerkung**
Vitamin B_6 als Pyridoxin oder Pyridoxal-5-Phosphat	25 mg morgens	
Folat	400 mcg morgens	als Methylfolat einnehmen
Vitamin D	5000 I. E. pro Tag morgens	bei nachgewiesenem Mangel auch kurzfristig mehr (in Absprache mit dem Arzt oder Heilpraktiker)
Jod	300 mcg pro Tag morgens	als Kaliumjodid oder gebunden in Algen (Bioqualität)
SAMe	200 mg pro Tag zu einer Mahlzeit	
Vitamin C	1000 mg	optimal aus der Acerolakirsche, bei Unverträglichkeit auch Vitamin-C-Ester
EPA und DHA	2000 mg zu einer Mahlzeit	als veganes Algenöl, Fischöl (Bioqualität)
Tryptophan oder 5-HTP	500 mg abends 200 mg	etwa zwei Stunden nach der letzten Mahlzeit mit etwas Honig einnehmen
Magnesium	400 mg abends	als Magnesiummalat

Wenn Angst und Panik die Hauptsymptome sind

Präparat	Dosierung und Tageszeit	Bemerkung
Safranextrakt	1 × 30 mg	
CBD-Öl	3 × 5 Tropfen 5 % und höhere Konzentrationen	möglichst lange auf der Mundschleimhaut belassen
Ätherische Öle, z. B. Lavendel	3 × täglich anwenden	

Wenn Traurigkeit und Niedergeschlagenheit die Hauptsymptome sind

Präparat	Dosierung und Tageszeit	Bemerkung
Johanniskraut	2 × 450 mg pro Tag	
CBD-Öl	3 ×5 Tropfen 5 % und höhere Konzentrationen	möglichst lange auf der Mundschleimhaut belassen
Ätherische Öle, z. B. Grapefruit	3 × täglich anwenden	

Wenn Erschöpfung und Kraftlosigkeit die Hauptsymptome sind

Präparat	Dosierung und Tageszeit	Bemerkung
Cordyceps	3 × 600 mg Cordycepspulver	
CBD-Öl	3 × 5 Tropfen 5 % und höhere Konzentrationen	möglichst lange auf der Mundschleimhaut belassen
Ätherische Öle, z. B. Bergamotte	3 × täglich anwenden	

Optional: Infusionen mit folgenden Inhaltsstoffen (zwei- bis dreimal wöchentlich)

- 300 mg Tryptophan
- 500 mg Methionin
- 400 mcg Folat
- 100 mg Vitamin B_6
- 1000 mcg Vitamin B_{12} (Hydroxycobalamin)
- 7,5 g Vitamin C

Serotoninmangel, 5. bis 8. Woche

Präparat	Dosierung und Tageszeit	Bemerkung
Vitamin B_6 als Pyridoxin oder Pyridoxal-5-Phosphat	2 × 25 mg morgens und mittags	
Folat	400 mcg morgens	als Methylfolat einnehmen
Vitamin D	5000 I. E. pro Tag morgens	bei nachgewiesenem Mangel auch kurzfristig mehr (in Absprache mit dem Arzt oder Heilpraktiker)
Jod	300 mcg pro Tag morgens	als Kaliumjodid oder gebunden in Algen (Bioqualität)
SAMe	2 × 200 mg pro Tag zu einer Mahlzeit	
Vitamin C	1500 mg	optimal aus der Acerolakirsche, bei Unverträglichkeit auch Vitamin-C-Ester

EPA und DHA	2000 mg zu einer Mahlzeit	als veganes Algenöl, Fischöl (Bioqualität)
Tryptophan oder 5-HTP	1000 mg abends 400 mg	etwa zwei Stunden nach der letzten Mahlzeit mit etwas Honig einnehmen
Magnesium	800 mg abends	als Magnesiummalat

Wenn Angst und Panik die Hauptsymptome sind

Präparat	**Dosierung und Tageszeit**	**Bemerkung**
Safranextrakt	2 × 30 mg	
CBD-Öl	3 × 5 Tropfen 5 % und höhere Konzentrationen	möglichst lange auf der Mundschleimhaut belassen
Ätherische Öle, z. B. Lavendel	3 × täglich anwenden	

Wenn Traurigkeit und Niedergeschlagenheit die Hauptsymptome sind

Präparat	**Dosierung und Tageszeit**	**Bemerkung**
Johanniskraut	2 × 450 mg pro Tag	
CBD-Öl	3 × 5 Tropfen 5 % und höhere Konzentrationen	möglichst lange auf der Mundschleimhaut belassen
Ätherische Öle, z. B. Grapefruit	3 × täglich anwenden	

Wenn Erschöpfung und Kraftlosigkeit die Hauptsymptome sind

Präparat	Dosierung und Tageszeit	Bemerkung
Cordyceps	3 × täglich 600 mg Cordycep-spulver	
CBD-Öl	3 × täglich 5 Tropfen 5 % und höhere Konzentrationen	möglichst lange auf der Mund-schleimhaut belassen
Ätherische Öle, z. B. Bergamotte	3 × täglich anwenden	

Optional: Infusionen mit folgenden Inhaltsstoffen (zwei- bis dreimal wöchentlich)

- 300 mg Tryptophan
- 500 mg Methionin
- 400 mcg Folat
- 100 mg Vitamin B_6
- 1000 mcg Vitamin B_{12} (Hydroxycobalamin)
- 7,5 g Vitamin C

Serotoninmangel bei Einnahme von SSRI, SNRI, Triptane, 1. bis 4. Woche

Präparat	Dosierung und Tageszeit	Bemerkung
Vitamin B_6 als Pyridoxin oder Pyridoxal-5-Phosphat	25 mg morgens	
Folat	400 mcg morgens	als Methylfolat einnehmen

Methionin	500 mg zu einer Mahlzeit	Alternative zu SAMe
Vitamin D	5000 I. E. pro Tag morgens	bei nachgewiesenem Mangel auch kurzfristig mehr (in Absprache mit dem Arzt oder Heilpraktiker)
Jod	300 mcg pro Tag morgens	als Kaliumjodid oder gebunden in Algen (Bioqualität)
Vitamin C	1000 mg	optimal aus der Acerolakirsche, bei Unverträglichkeit auch Vitamin-C-Ester
EPA und DHA	2000 mg zu einer Mahlzeit	als veganes Algenöl, Fischöl (Bioqualität)
Magnesium	400 mg abends	als Magnesiummalat

Wenn Angst und Panik die Hauptsymptome sind

Präparat	Dosierung und Tageszeit	Bemerkung
CBD-Öl	3 × täglich 5 Tropfen 5 % und höhere Konzentrationen	möglichst lange auf der Mundschleimhaut belassen
Ätherische Öle, z. B. Lavendel	3 x täglich anwenden	

Wenn Traurigkeit und Niedergeschlagenheit die Hauptsymptome sind

Präparat	Dosierung und Tageszeit	Bemerkung
CBD-Öl	3 × täglich 5 Tropfen 5 % und höhere Konzentrationen	möglichst lange auf der Mundschleimhaut belassen
Ätherische Öle, z. B. Grapefruit	3 × täglich anwenden	

Wenn Erschöpfung und Kraftlosigkeit die Hauptsymptome sind

Präparat	Dosierung und Tageszeit	Bemerkung
Cordyceps	3 × täglich 600 mg Cordycepspulver	
CBD-Öl	3 × täglich 5 Tropfen 5 % und höhere Konzentrationen	möglichst lange auf der Mundschleimhaut belassen
Ätherische Öle, z. B. Bergamotte	3 × täglich anwenden	

Optional: Infusionen mit folgenden Inhaltsstoffen (zwei- bis dreimal wöchentlich)

- 500 mg Methionin
- 400 mcg Folat
- 100 mg Vitamin B_6
- 1000 mcg Vitamin B_{12} (Hydroxycobalamin)
- 7,5 g Vitamin C

Serotoninmangel bei Einnahme von SSRI, SNRI, Triptane, 5. bis 8. Woche

Präparat	Dosierung und Tageszeit	Bemerkung
Vitamin B_6 als Pyridoxin oder Pyridoxal-5-Phosphat	2 × 25 mg morgens und mittags	
Methionin	500 mg zu einer Mahlzeit	Alternative zu SAMe
Folat	400 mcg morgens	als Methylfolat einnehmen

Vitamin D	5.000 I. E. pro Tag morgens	bei nachgewiesenem Mangel auch kurzfristig mehr (in Absprache mit dem Arzt oder Heilpraktiker)
Jod	300 mcg pro Tag morgens	als Kaliumjodid oder gebunden in Algen (Bioqualität)
Vitamin C	1500 mg	optimal aus der Acerolakirsche, bei Unverträglichkeit auch Vitamin-C-Ester
EPA und DHA	2000 mg zu einer Mahlzeit	als veganes Algenöl, Fischöl (Bioqualität)
Magnesium	800 mg abends	als Magnesiummalat

Wenn Angst und Panik die Hauptsymptome sind

Präparat	Dosierung und Tageszeit	Bemerkung
CBD-Öl	3 × täglich 5 Tropfen 5 % und höhere Konzentrationen	möglichst lange auf der Mundschleimhaut belassen
Ätherische Öle, z. B. Lavendel	3 × täglich anwenden	

Wenn Traurigkeit und Niedergeschlagenheit die Hauptsymptome sind

Präparat	Dosierung und Tageszeit	Bemerkung
CBD-Öl	3 × täglich 5 Tropfen 5 % und höhere Konzentrationen	möglichst lange auf der Mundschleimhaut belassen
Ätherische Öle, z. B. Grapefruit	3 × täglich anwenden	

Wenn Erschöpfung und Kraftlosigkeit die Hauptsymptome sind

Präparat	Dosierung und Tageszeit	Bemerkung
Cordyceps	3 × täglich 600 mg Cordyceps-pulver	
CBD-Öl	3 × täglich 5 Tropfen 5 % und höhere Konzentrationen	möglichst lange auf der Mund-schleimhaut belassen
Ätherische Öle, z. B. Bergamotte	3 × täglich anwenden	

Optional: Infusionen mit folgenden Inhaltsstoffen (zwei- bis dreimal wöchentlich)

- 500 mg Methionin
- 400 mcg Folat
- 100 mg Vitamin B_6
- 1000 mcg Vitamin B_{12} (Hydroxycobalamin)
- 7,5 g Vitamin C

Melatoninmangel

Ziel dieses Programmes ist es, die eigenständige Syntheseleistung der Epiphyse wieder zu aktivieren. Das heißt, der Schlafplatz sollte komplett abgedunkelt sein, im Zweifel kann eine Schlafmaske für die Dunkelheit sorgen.

In den ersten vier Wochen kann noch zusätzlich Melatonin gegeben werden, danach sollten nur noch Magnesium, SAMe beziehungsweise Methionin verabreicht werden.

Melatoninmangel, 1. bis 4. Woche

Präparat	**Dosierung und Tageszeit**	**Bemerkung**
Magnesiumglycinat	400 mg, zwei Stunden nach dem Abendessen	
Melatonin	1 mg abends circa 15 Minuten vor dem Schlafengehen als Lutschtablette oder Spray	1 mg ist in Deutschland frei verkäuflich, höhere Dosierungen sollten mit einem Arzt oder Heilpraktiker abgesprochen werden.
SAMe oder Methionin	200 mg, zwei Stunden nach dem Abendessen 500 mg	nicht bei Einnahme von SSRI, SNRI oder von Triptane, stattdessen dann Methionin

Melatoninmangel, 5. bis 8. Woche

Präparat	**Dosierung und Tageszeit**	**Bemerkung**
Magnesiumglycinat	400 mg, zwei Stunden nach dem Abendessen	
Melatonin	1 mg abends circa 15 Minuten vor dem Schlafengehen als Lutschtablette oder Spray	1 mg ist in Deutschland frei verkäuflich, höhere Dosierungen sollten mit einem Arzt oder Heilpraktiker abgesprochen werden.
SAMe oder Methionin	400 mg, zwei Stunden nach dem Abendessen 500 mg	nicht bei Einnahme von SSRI, SNRI oder von Triptane, stattdessen dann Methionin

Dopaminmangel

Dopaminmangel, 1. bis 4. Woche

Präparat	Dosierung und Tageszeit	Bemerkung
Tyrosin oder Phenylalanin	500 mg morgens	
Vitamin B_6 als Pyridoxin oder Pyridoxal-5-Phosphat	25 mg morgens	
Folat	400 mcg morgens	als Methylfolat einnehmen
Vitamin D	5000 I. E. pro Tag morgens	bei nachgewiesenem Mangel auch kurzfristig mehr (in Absprache mit dem Arzt oder Heilpraktiker)
Jod	300 mcg pro Tag morgens	als Kaliumjodid oder gebunden in Algen (Bioqualität)
Vitamin C	1000 mg	optimal aus der Acerolakirsche, bei Unverträglichkeit auch Vitamin-C-Ester
EPA und DHA	2000 mg zu einer Mahlzeit	

Wenn Denkstörungen das Hauptsymptom sind

Präparat	Dosierung und Tageszeit	Bemerkung
Hericium	3 × täglich 500 mg Hericiumpulver	
CBD-Öl	3 × täglich 5 Tropfen 5 % und höhere Konzentrationen	möglichst lange auf der Mundschleimhaut belassen
Ätherische Öle, z. B. Pfefferminze	3 × täglich anwenden	

Wenn Motivationsmangel und allgemeines Desinteresse die Hauptsymptome sind

Präparat	Dosierung und Tageszeit	Bemerkung
Mucuna pruriens	250 mg	
CBD-Öl	3 × täglich 5 Tropfen 5 % und höhere Konzentrationen	möglichst lange auf der Mundschleimhaut belassen
Ätherische Öle, z. B. Zitrus	3 × täglich anwenden	

Optional: Infusionen mit folgenden Inhaltsstoffen (zwei- bis dreimal wöchentlich)

- 500 mg Phenylalanin
- 400 mcg Folat
- 100 mg Vitamin B_6
- 7,5 g Vitamin C

Dopaminmangel, 5. bis 8. Woche

Präparat	**Dosierung und Tageszeit**	**Bemerkung**
Tyrosin oder Phenylalanin	1000 mg morgens	
Vitamin B_6 als Pyridoxin oder Pyridoxal-5-Phosphat	2 × 25 mg morgens und mittags	
Folat	400 mcg morgens	als Methylfolat einnehmen
Vitamin D	5000 I. E. pro Tag morgens	bei nachgewiesenem Mangel auch kurzfristig mehr (in Absprache mit dem Arzt oder Heilpraktiker)
Jod	300 mcg pro Tag morgens	als Kaliumjodid oder gebunden in Algen (Bioqualität)
Vitamin C	1500 mg	optimal aus der Acerolakirsche, bei Unverträglichkeit auch Vitamin-C-Ester
EPA und DHA	2000 mg zu einer Mahlzeit	

Wenn Denkstörungen das Hauptsymptom sind

Präparat	Dosierung und Tageszeit	Bemerkung
Hericium	3 × täglich 500 mg Hericiumpulver	
CBD-Öl	3 × täglich 5 Tropfen 5 % und höhere Konzentrationen	möglichst lange auf der Mundschleimhaut belassen
Ätherische Öle, z. B. Pfefferminze	3 × täglich anwenden	

Wenn Motivationsmangel und Desinteresse die Hauptsymptome sind

Präparat	Dosierung und Tageszeit	Bemerkung
Mucuna pruriens	500 mg	
CBD-Öl	3 × täglich 5 Tropfen 5 % und höhere Konzentrationen	möglichst lange auf der Mundschleimhaut belassen
Ätherische Öle, z. B. Zitrus	3 × täglich anwenden	

Optional: Infusionen mit folgenden Inhaltsstoffen (zwei- bis dreimal wöchentlich)

- 500 mg Phenylalanin
- 400 mcg Folat
- 100 mg Vitamin B_6
- 7,5 g Vitamin C

Noradrenalinmangel

Noradrenalinmangel, 1. bis 4. Woche

Präparat	**Dosierung und Tageszeit**	**Bemerkung**
Vitamin B_6 als Pyridoxin oder Pyridoxal-5-Phosphat	25 mg morgens	
Vitamin D	5.000 I. E. pro Tag morgens	bei nachgewiesenem Mangel auch kurzfristig mehr (in Absprache mit dem Arzt oder Heilpraktiker)
Jod	300 mcg pro Tag morgens	als Kaliumjodid oder gebunden in Algen (Bioqualität)
Vitamin C	1000 mg	optimal aus der Acerolakirsche, bei Unverträglichkeit auch Vitamin-C-Ester
EPA und DHA	2000 mg zu einer Mahlzeit	
Kupfer	2 mg	

Wenn geistige Erschöpfung das Hauptsymptom ist

Präparat	Dosierung und Tageszeit	Bemerkung
Curcumaextrakt	2 × täglich 300 mg	
CBD-Öl	3 × täglich 5 Tropfen 5 % und höhere Konzentrationen	möglichst lange auf der Mundschleimhaut belassen
Ätherische Öle, z. B. Zypresse	3 × täglich anwenden	

Wenn Gedächtnis- und Konzentrationsstörungen die Hauptsymptome sind

Präparat	Dosierung und Tageszeit	Bemerkung
Zimtextrakt	200 mg	
CBD-Öl	3 × täglich 5 Tropfen 5 % und höhere Konzentrationen	möglichst lange auf der Mundschleimhaut belassen
Ätherische Öle, z. B. Rosmarin	3 × täglich anwenden	

Optional: Infusionen mit folgenden Inhaltsstoffen (zwei- bis dreimal wöchentlich)

- 7,5 g Vitamin C

Noradrenalinmangel, 5. bis 8. Woche

Präparat	**Dosierung und Tageszeit**	**Bemerkung**
Vitamin B_6 als Pyridoxin oder Pyridoxal-5-Phosphat	2 × 25 mg morgens und mittags	
Vitamin D	5000 I. E. pro Tag morgens	bei nachgewiesenem Mangel auch kurzfristig mehr (in Absprache mit dem Arzt oder Heilpraktiker)
Jod	300 mcg pro Tag morgens	als Kaliumjodid oder gebunden in Algen (Bioqualität)
Vitamin C	1500 mg	optimal aus der Acerolakirsche, bei Unverträglichkeit auch Vitamin-C-Ester
EPA und DHA	2000 mg zu einer Mahlzeit	
Kupfer	2 mg	

Wenn geistige Erschöpfung das Hauptsymptom ist

Präparat	Dosierung und Tageszeit	Bemerkung
Curcumaextrakt	2 × täglich 300 mg	
CBD-Öl	3 × täglich 5 Tropfen 5 % und höhere Konzentrationen	möglichst lange auf der Mundschleimhaut belassen
Ätherische Öle, z. B. Zypresse	3 × täglich anwenden	

Wenn Gedächtnis- und Konzentrationsstörungen die Hauptsymptome sind

Präparat	Dosierung und Tageszeit	Bemerkung
Zimtextrakt	200 mg	
CBD-Öl	3 × täglich 5 Tropfen 5 % und höhere Konzentrationen	möglichst lange auf der Mundschleimhaut belassen
Ätherische Öle, z. B. Rosmarin	3 × täglich anwenden	

Optional: Infusionen mit folgenden Inhaltsstoffen (zwei- bis dreimal wöchentlich)

- Vitamin C 7,5 g

GABA-Mangel

GABA-Mangel, 1. bis 4. Woche

Präparat	Dosierung und Tageszeit	Bemerkung
Vitamin B_6 als Pyridoxin oder Pyridoxal-5-Phosphat	je 1 × 25 mg morgens und mittags	
Mangan	4 mg morgens zum Frühstück	
Glutamin	500 mg abends	
Zink	25 mg abends vor dem Schlafen-gehen	
Vitamin D	5000 I. E. pro Tag morgens	bei nachgewiesenem Mangel auch kurzfristig mehr (in Absprache mit dem Arzt oder Heilpraktiker)
Jod	300 mcg pro Tag morgens	als Kaliumjodid oder gebunden in Algen (Bioqualität)
EPA und DHA	2000 mg zu einer Mahlzeit	

Wenn Durchschlafstörungen die Hauptsymptome sind

Präparat	Dosierung und Tageszeit	Bemerkung
Glycin	500 mg abends	
CBD-Öl	3 × täglich 5 Tropfen 5 % und höhere Konzentrationen	möglichst lange auf der Mundschleimhaut belassen
Ätherische Öle, z. B. Lavendel	3 × täglich anwenden	

Wenn innere Unruhe und Nervosität die Hauptsymptome sind

Präparat	Dosierung und Tageszeit	Bemerkung
Passionsblumen-Extrakt	3 × täglich 425 mg	
CBD-Öl	3 × täglich 5 Tropfen 5 % und höhere Konzentrationen	möglichst lange auf der Mundschleimhaut belassen
Ätherische Öle, z. B. Hopfen	3 × täglich anwenden	

Wenn GABA-Mangel-Symptome vor allem in der zweiten Zyklushälfte auftreten

Präparat	Dosierung und Tageszeit	Bemerkung
Agnus-castus-Pflanzenextrakt oder: Vitex-agnus-castus-Pflanzenextrakt	3 × täglich 5 Tropfen in einem Glas Wasser einnehmen	reguliert den Hormonhaushalt bei Progesteronmangel
Alchemilla-Pflanzenextrakt	3 × täglich 5 Tropfen in einem Glas Wasser einnehmen	reguliert den Hormonhaushalt bei Progesteronmangel

GABA-Mangel, 5. bis 8. Woche

Präparat	Dosierung und Tageszeit	Bemerkung
Vitamin B_6 als Pyridoxin oder Pyridoxal-5-Phosphat	2 × 25 mg morgens und mittags	
Mangan	4 mg morgens zum Frühstück	
Glutamin	1000 mg abends	
Zink	50 mg abends vor dem Schlafengehen	
Vitamin D	5000 I. E. pro Tag morgens	bei nachgewiesenem Mangel auch kurzfristig mehr (in Absprache mit dem Arzt oder Heilpraktiker)
Jod	300 mcg pro Tag morgens	als Kaliumjodid oder gebunden in Algen (Bioqualität)
EPA und DHA	2000 mg zu einer Mahlzeit	

Wenn Durchschlafstörungen die Hauptsymptome sind

Präparat	Dosierung und Tageszeit	Bemerkung
Glycin	1000 mg abends	
CBD-Öl	3 × täglich 5 Tropfen 5 % und höhere Konzentrationen	möglichst lange auf der Mundschleimhaut belassen
Ätherische Öle, z. B. Lavendel	3 × täglich anwenden	

Wenn innere Unruhe und Nervosität die Hauptsymptome sind

Präparat	Dosierung und Tageszeit	Bemerkung
Passionsblumenextrakt	3 × täglich 425 mg	
CBD-Öl	3 × täglich 5 Tropfen 5 % und höhere Konzentrationen	möglichst lange auf der Mundschleimhaut belassen
Ätherische Öle, z. B. Hopfen	3 × täglich anwenden	

Wenn GABA-Mangel-Symptome vor allem in der zweiten Zyklushälfte auftreten

Präparat	Dosierung und Tageszeit	Bemerkung
Agnus-castus-Pflanzenextrakt oder: Vitex-agnus-castus-Pflanzenextrakt	3 × täglich 5 Tropfen in einem Glas Wasser einnehmen	reguliert den Hormonhaushalt bei Progesteronmangel
Alchemilla-Pflanzenextrakt	3 × täglich 5 Tropfen in einem Glas Wasser einnehmen	reguliert den Hormonhaushalt bei Progesteronmangel

ZU GUTER LETZT

Während unserer Ausbildung hat uns ein weiser Arzt Folgendes mit auf den Weg gegeben: »Wenn du einen Menschen in der Wüste triffst, der kurz vor dem Verdursten ist, gib ihm als Erstes Wasser. Frage ihn nicht zuerst, warum er überhaupt in der Wüste ist.« Diese Empfehlung prägt uns bei der Arbeit mit unseren Patienten. Wer an den typischen Symptomen des Glückshormonmangels leidet, hat in der Regel eine lange Leidenszeit hinter sich und benötigt schnelle Hilfe. Unser Natürlich-high-Programm gibt den Verdurstenden »Wasser« beziehungsweise versorgt die Nervenzellen zunächst einmal mit den wichtigsten Nährstoffen.

Nach unserer Erfahrung sind die meisten Menschen erst nach etwa vier bis fünf Wochen in diesem Programm überhaupt in der Lage, über eine Änderung ihres Lebensstils nachzudenken und krank machende Elemente zu erkennen.

Erst mit einem normalen Dopaminspiegel können wir klar denken und rational entscheiden und erst mit gefüllten Speichern an Noradrenalin unsere Entscheidungen umsetzen und uns neue Ziele für unseren Alltag setzen. Erst ein normaler Serotoninspiegel macht uns berechtigte (!) Hoffnung auf eine bessere Zukunft.

Bis zu diesem Punkt können wir dich mit unserem Programm begleiten. Die weiteren Schritte liegen dann bei dir. Diese müssen nicht allein gegangen und bewältigt werden. Du kannst dir immer Unterstützung durch erfahrene Therapeuten oder Coaches holen. Die Belohnung ist ein anhaltendes Natürlich-high-Gefühl.

Wir wünschen dir viel Erfolg auf diesem Weg.

Kyra und Sascha Kauffmann

PS: Vergiss nie, dass deine Nervenzellen die empfindlichsten Zellen deines Körpers sind. Gehe pfleglich mit ihnen um! Dann belohnen sie dich mit Glückshormonen in Hülle und Fülle!

LITERATUREMPFEHLUNGEN UND QUELLEN

Aggarwal, Bharat et al.: *The molecular targets and therapeutic uses of curcumin in health and disease*, Springer Science and Business Media, New York 2007

Amthor, Frank: *Das menschliche Gehirn für Dummies*, Wiley-VCH Verlag 2013

Bässler, K.-H. et al: *Vitamin-Lexikon für Ärzte, Apotheker und Ernährungswissenschaftler*, Gustav Fischer, München 2002

Baumel, Syd: *Serotonin – How to naturally harness the power behind Prozac and Phen/Fen*, Keats Publishing, New Canaan 1997

Bernjus, Annette und Cavelius, Anna: *Waldbaden*, mgv Verlag, München 2018

Bloom, Willliam: *The Endorphin Effect: A breakthrough strategy for holistic health and spiritual wellbeing*, Judith Piatkus Ldt, London 2003

Bowthorpe, Janie A.: *Für die Schilddrüse – gegen den Starrsinn – Stop the Thyroid Madness*, Laughing Grape Publishing, Fredericksburg, Texas 2012

Breuning, Loretta Graziano: *Die Chemie des Glücks*, mvg Verlag, München 2019

Brunner, Mirjam: *Die Wirkungsweise von Serotonin, Dopamin und Noradrenalin im Gehirn bei Depressionen*, Books on Demand 2017

Bullmore, Edward: *Die entzündete Seele*, Goldmann Verlag, München 2019

Campbell-McBride, Natasha: *Gut and Psychology Syndrome*, Medinform Publishing, Cambridge 2010

Cordain, Loren: *The Paleo Diet*, John Wiley and Sons 2002

Cordain, Loren: *Das Getreide – zweischneidiges Schwert der Menschheit*, Novagenics Verlag, Arnsberg 2004

Deutsche Hauptstelle für Suchtfragen (Hrsg.): *Jahrbuch Sucht 2019*, Pabst Verlag 2019

Dispenza, Joe: *Werde übernatürlich*, KOHA Verlag GmbH Dorfen, 2018

Ehlers, Rolf: *Wohlfühlhormon Serotonin – Botenstoff des Glücks*, Via Nova Verlag, Petersberg 2012

Eichinger, Uschi und Hoffmann, Kyra: *Die Anti-Stress-Ernährung – Die LOGI-Methode zur Stressbewältigung*, systemed Verlag Lünen, 2016

Eichinger, Uschi und Kauffmann, Kyra: *Der Burnout Irrtum*, systemed Verlag Lünen, 2017

Froböse, Ingo: *Das Fitness-Minimalprogramm*, Gräfe und Unzer Verlag GmbH, München 2015

Froböse, Ingo: *Power durch Pause*, Gräfe und Unzer Verlag GmbH, München 2016

Gerhard, Ingrid: *Das Frauen-Gesundheitsbuch*, Trias Verlag, Stuttgart 2014

Gershon, Michael D.: *The Second Brain*, New York 2003

Gonder, Ulrike et. al: *Der Keto-Kompass*, systemed Verlag, Lünen 2018

Gonder, Ulrike: *Essen nicht vergessen*, systemed Verlag, Lünen 2017

Gonder, Ulrike: *Kokosöl – (nicht nur) fürs Hirn*, systemed Verlag, Lünen 2016

Gonder, Ulrike: *Positives über Fette und Öle*, systemed Verlag, Lünen 2013

Gonder, Ulrike und Worm, Nicolai: *Mehr Fett! Warum wir mehr Fett brauchen, um gesund und schlank zu sein*, systemed Verlag, Lünen 2010

Greenblatt, James: *Lithium – Das Supermineral für Gehirn und Seele*, VAK Verlag, Freiburg 2018

Grimm, Hans-Ulrich: *Leinöl macht glücklich. Das blaue Ernährungswunder*, Knaur MensSana, München 2012

Gröber, Uwe: *Arzneimittel und Mikronährstoffe*, Wissenschaftliche Verlagsgesellschaft mbh, Stuttgart 2018

Gröber, Uwe: *Mikronährstoffe – Metabolic Tuning – Prävention – Therapie*, Wissenschaftliche Verlagsgesellschaft, Stuttgart 2011

Gröber, Uwe: *Orthomolekulare Medizin. Ein Leitfaden für Apotheker und Ärzte*, Wissenschaftliche Verlagsgesellschaft, Stuttgart 2008

Gvozdjáková, Anna: *Mitochondrial Medicine – Mitochondrial Metabolism, Diseases Diagnosis and Therapy*, Springer Verlag 2008

Grotenhermen, Franjo und Häußermann, Klaus: *Cannabis – Verordnungshilfe für Ärzte*, Wissenschaftliche Verlagsgesellschaft, Stuttgart 2019

Hatt, Hanns und Dee, Regine: *Niemand riecht so gut wie du, die geheimen Botschaften der Düfte*, Piper Verlag, München 2010

Hedaya, Robert J.: *The Antidepressant Survival Guide*, Harmony Books, New York 2000

Heilmeyer, Peter und Gonder, Ulrike: *Essen nicht vergessen!*, systemed Verlag, Lünen 2017

Heseker, Helmut und Heseker, Beate: *Die Nährwerttabelle*, Neuer Umschau Buchverlag, Neustadt an der Weinstraße 2015

Hoffer, Abram: *Orthomolecular treatment for schizophrenia*, Lincolnwood, Keats 1999

Holford, Patrick: *Optimale Ernährung für die Psyche*, Veda Nutria Verlag, Vorchdorf 2004

Jarisch, Reinhart (Hrsg.): *Histamin-Intoleranz, Histamin und Seekrankheit*, Thieme, Stuttgart 2004

Kauffmann, Kyra und Kauffmann, Sascha: *Jod. Das Standardwerk zum vergessenen Heilmittel*, systemed Verlag/riva Verlag 2019

Kauffmann, Kyra und Kauffmann, Sascha: *KPU/HPU – häufige, aber verkannte Mitochondrienstörungen*, 3. überarbeitete und ergänzte Auflage, Oberhachinger Verlagsgesellschaft, Oberhaching 2018

Kharrazian, Datis: *Why isn't my brain working?*, Elephant Press, Carlsbad 2013

Kuklinski, Bodo und Schemionek, Anja: *Mitochondropathie – die Alterative. Schulmedizin? Heilung ausgeschlossen*, Aurum Verlag, Bielefeld 2014

Kuklinski, Bodo und Schemionek, Anja: *Schwachstelle Genick*, Aurum Verlag, Bielefeld 2010

Lee, James: *Your Brain Electric*, Helix Publishing 2017

Lieberman, Daniel Z. und Long, Michael E.: *Ein Hormon regiert die Welt. Wie Dopamin unser Verhalten steuert – und das Schicksal der Menschheit bestimmt*, riva Verlag, München 2019

Lutz, Wolfgang: *Leben ohne Brot*, Informed Verlag, Gräfelfing 2004

Mayr, Franz X.: *Darmgesundheit*, Graz 1968

Mechoulam, Raphael (Hrgs.): *Cannabinoids as Therapeutics*, Birkhäuser Verlag, Basel 2005

Noveille, Agatha: *Alles über Adaptogene – Von Ashwagandha bis Rhodiola*, Kopp Verlag, Rottenburg 2018

Oehlschläger, Annett: *Stabilität kann man essen?! Bausteine zum Selbstmanagement bei bipolarer Störung*, Book on Demand 2017

Pall, Martin L.: *Explaining »Unexplained Illnesses«*. Taylor & Francis, New York 2009

Paul, Sabine: *Gehirndoping mit Gewürzen. Das Upgrade für Konzentration, Gedächtnis, Stimmung und Stress-Resistenz*, Expert Fachmedien, Düsseldorf 2018

Pert, Candace B: *Moleküle der Gefühle – Körper, Geist und Emotionen*, Rororo Verlag, Reinbek 2011,

Pfeiffer, Carl C.: *Nährstoff-Therapie bei psychischen Störungen*, Haug Verlag, Heidelberg 1989

Pfeiffer, Carl C.: *Nutrition and Mental Illness*, Healing Arts Press, Rochester 1987

Pfeiffer, Carl C. und Banks, Jane: *Total Nutrition*, HarperCollins Publishers, New York 1980

Reichrath, Jörg; Lehmann, Bodo und Spitz, Jörg (Hrsg.): *Vitamin D. Update 2012*, Dustri Verlag Dr. Karl Fe, Oberhaching 2012

Reismer, Anne-Kathrin: *Die Wahrheit über CBD. Wie Sie CBD richtig anwenden und verstehen lernen*, Eigenverlag 2018

Ross, Julia: *Was die Seele essen will – die Mood Cure*, Klett Verlag, Stuttgart 2010

Runow, Klaus-Dietrich: *Der Darm denkt mit. Wie Bakterien, Pilze und Allergien das Nervensystem beeinflussen*, Südwest Verlag, München 2011

Schwabe, Ulrich; Paffrath, Dieter; Ludwig, Wolf-Dieter und Klauber, Jürgen (Hrgs.): *Arzneimittelverordnungs-Report 2018*, Springer Verlag, Berlin 2018

Selye, Hans: *Stress beherrscht unser Leben*, Heyne Verlag, Düsseldorf 1957.

Spitz, Jörg: *Superhormon Vitamin D: So aktivieren Sie Ihren Schutzschild gegen chronische Erkrankungen*, Gräfe und Unzer Verlag, München 2011

Stoll, Andrew L.: *The Omega-3-Connection*, Simon and Schuster, New York 2001

Strunz, Ulrich: *Das Schlaf-gut-Buch*, Heyne Verlag, München 2018

Strunz, Ulrich: *Blut. Die Geheimnisse unseres »flüssigen Organs«*. Heyne Verlag, München 2016

Talbott, Shawn: *The Cortisol Connection*, Publishing Group West, Berkeley 2007

Villoldo, Albert: *Grow a new Body*, Hay House Inc., Vista 2019

Vohora, Divya (Hrsg.): *The Third Histamine Receptor. Selective Ligands as Potential Therapeutic Agends in CNS Disorders* , CRC Press, Boca Raton 2009

Walsh, William J.: *Psychische Erkrankungen anders behandeln*, VAK Verlag, Kirchzarten 2016

Williams, Roger, J.: *Biochemical Individuality*, McGraw-Hill, Texas 1998

Wilson, James L.: *Adrenal Fatigue. The 21st Century Stress Syndrome*, Smart Publications, Petaluma 2017

Wollner, Fred und Wollner, Ingrid: *Der neue Duftführer*, Primavera, Oy-Mittelberg 2012

Wunsch, Alexander: *Die Kraft des Lichts*, riva Verlag, München 2019

Yasko, Amy: *Feel Good Nutrigenomics* – Your Roadmap to Health, Neurological Research Institute 2014

Zimmermann, Eliane: *Aromatherapie für Sie*, Trias Verlag, Stuttgart 2017

Zimmermann, Eliane: Aromatherapie. Die Heilkraft ätherischer Öle, Irisiana Verlag, München 2016

Studien/Wissenschaftliche Publikationen/Fachartikel

Bauer, M. und Heinz A. et al.: »Thyroid hormones, serotonin and mood: of synergy and significance in the adult brain«. In: *Molecular Psychiatry*, 2002; 7 (2): 140–156

Bieger, Wilfried P.: »Schlaf warum?«. In: *OM & Ernährung* 2009, Nr. 129

Bieger, Wilfried P.: »NeuroStress – eine Einführung«. Teil 1. In: *OM & Ernährung* 2013, Nr. 143

Bieger, Wilfried P.: »NeuroStress – eine Einführung«. Teil 2. In: *OM & Ernährung* 2013, Nr. 145

Bravo, Javier A. et al.: »Ingestion of Lactobacillus strain regulates emotional behavior and central GABA receptor expression in a mouse via the vagus nerve«. In: *PNAS (Proceedings of the National Academy of Sciences of the United States of America)* 108 (38), 20. September 2011: 16050–16055

Cangiano, C. et al.: »Eating behavior and adherence to dietary prescriptions in obese adults subjects treated with 5-hydroxytryptophan«. In: *American Journal of Clinical Nutrition* 56 (5), November 1992: 863–867

Cryan, John F. und Dinan, Timothy G.: »Mind-altering microoganismens: the impact of the gut microbiota on brain and behaviour«. In: *National Review of Neuroscience* 13 (10): 701–712

Fernstrom, John D.: »A Perspective on the Safety of Supplemental Tryptophan based on its metabolic fates«. In: *Journal of Nutrition* 146 (12), Dezember 2016: 2601S–2608S

El-Mallakh, R. S., Paskitti, M. E.: »The ketogenic diet may have mood-stabilising properties«. *Medical Hypotheses*, 57 (6), Dezember 2001: 724–726

Erecińska, M., Nelson, D., Daikhin, Y., Yyudkoff, M.: »Regulation of GABA level and effects of ketone bodies *Department of Pharmacology*«. In: University of Pennsylvania, School of Medicine, Philadelphia, USA. Dezember 1996

Hohmann-Jeddi, Christina: »Darmbakterien beeinflussen psychische Gesundheit«. In: *Pharmazeutische Zeitung* vom 5.2.2019

Hoffmann, Kyra und Kauffmann, Sascha: »Die Gut-Brain-Axis«. In: *COMED* Juli 2013

Kuklinski, Bodo und Fuchs, Norbert: »Methylgruppen-Stoffwechsel«. In: *OM & Ernährung*, Nr. 156, 216

Lambert, G. W. und Reid, C. et al.: »The effect of sunlight and season on serotonin turnover in the brain«. In: *The Lancet 360 (9348), 7. Dezember 2002: 1840–1842*

Palmer, Christopher M., Gilbert-Jaramillo, Javier und Westman, Eric C.: »The ketogenic diet and remission of psychotic symptoms in schizophrenia: Two case studies«. In: *Schizophrenia research* 208 (Juni 2019): 439–440

Patrick, Rhonda P. und Ames, Bruce N.: »Vitamin D and the omega-3fatty acids control serotonin synthesis and action, part 2: relevance for ADHD, bipolar disorder, schizophrenia, and impulsive behavior«. In: *FASEB Journal*29, Juni 2015, (6): 2207–2222

Patrick Rhonda P. und Ames, Bruce N.: »Vitamin D hormone regulates serotonin synthesis. Part 1: relevance for autism«. In: *FASEB Journal* 28 (6), Juni 2014: 2398–2413

Phelps, James R.; Siemers, Susan V. und El-Mallakh, Rif S.: »The ketogenic diet for type II bipolar disorder«. In: *Neurocase*, 19 (5) 2013: 423–426

Rezin, Gislaine T. et al.: »Mitochondrial dysfunction and psychiatric disorders«. In: *Neurochemical Research* 34 (6), Juni 2009: 1021–1029

Verhessen, R. H. und Schweitzer C. M.:Verhessen RH und Schweitzer C: »Micronutrients and amino acids, main regulators of physiological processes«. In: *Medical Hypotheses*, 73 (4), Oktober 2009: 498–502

Young, Simon N.: »How to increase serotonin in the human brain without drugs«. In: *Journal of Psychiatry and Neuroscience* 32 6), November 2007: 394–399

Online verfügbare Artikel

Ärztezeitung online vom 18.03.2018: *Arzneimittelmissbrauch: Doping für die Nerven*

Ärztezeitung online vom 18.05.2011: *Entsteht Angst im Darm und nicht im Kopf?*

Ärztezeitung online vom 01.10.2019: *Häufiger Depressionen diagnostiziert*

Deutsches Ärzteblatt (2013): *Intestinale Mikrobiota: Ein »Ökosystem« mit Potenzial*, 110 (8): A 320.

DIE ZEIT vom 19.04.2012: *Vom Bauch zum Kopf*

FAZ-online vom 17.04.2019: *Deutschland hat ein Alkoholproblem*

Welt vom 28.05.2019: *Weltgesundheitsorganisation erkennt Burn-out als Krankheit an*

www.dak.de/psychoreport2019

Deutsche ApothekerZeitung vom 23.06.2016 *Safran gegen Depressionen*

Pharmazeutische Zeitung vom 15.10.2014: Gelassener agieren

Pharmazeutische Zeitung vom 05.02.2019: *Darmbakterien beeinflussen psychische Gesundheit*

Spektrum.de vom 11.09.2019: *Wenn Düfte direkt ins Hirn gehen*

Wissenschaft.de, 20.01.2015: *Heute ruhig, morgen süchtig?*

ZEIT online vom 06.03.2013: *Auf den Lernrausch folgt die Einsamkeit*

Zeit online vom 03.06.2018: *Antidepressiva – wenn die helfenden Pillen abhängig machen*

Internet

www.aromapraxis.de
www.arznei-telegramm.de
www.bfarm.de
www.de.statistica.com
www.dge.de
www.diagnosisdiet.com
www.ec.europa.eu
www.efsa.europa.eu
www.hygeanum.radler-pohl.de
www.histaminintoleranz.ch
www.ingo-froboese.de
www.jodmangel.de
www.juliatulipan.com
www.lchf-deutschland.de
www.lichtbiologie.de
www.mercola.com
www.mri.bund.de
www.mykotroph.de
www.nerven-power.de
www.netzwerk-frauengesundheit.com
www.neurosciencenews.com
www.psychologytoday.com
www.pubmed.gov
https://sonnenallianz.spitzen-praevention.com
www.spektrum.de
www.strunz.com
www.ugonder.de
www.walshinstitute.org
www.who.int

LABORE UND BEZUGSQUELLEN

Labore in Deutschland für die genannten Untersuchungen

Biovis Diagnostik MVZ GmbH
Justus-Staudt-Str. 2
65555 Limburg
www.biovis-diagnostik.eu

Ganz Immun Diagnostics AG
Hans-Böckler-Str. 109–111
55128 Mainz
www.ganzimmun.de

Lab4More GmbH
Augustenstr. 10
80333 München
www.lab4more.de

Sension GmbH
Provinostr. 52
86153 Augsburg
www.sension.eu

Synlab Labor Südwest GmbH
Otto-Hahn-Str. 18
76275 Ettlingen
www.synlab.de/lab/ettlingen

Bezugsquellen für Rezepturarzneien und Spezialinfusionen

Arnika Apotheke am Sportpark
Am Sportpark 5
82008 Unterhaching
www.arnika-apo.de

St. Martins Apotheke
Bleicherbreite 21–23
86154 Augsburg
www.stmartinsapotheke.de

Viktoria Apotheke
Bahnhofstrasse 95–97
66111 Saarbrücken
www.internet-apotheke.de

Bezugsquellen für Nahrungsergänzungsmittel

www.viabiona.de
www.tisso.de
www.natuerlichlangleben.de
www.norsan.de
www.strunz.com
www.edubily. de

Bezugsquellen für Heilpflanzen und Kräuter

www.phytoessencia.de
www.ceresheimittel.de
www.schoenberger.com
www.bremer-gewuerzhandel.de
www.herbathek.com

Bezugsquellen für Gewürze

www.gewuerzhelden.de
www.bremer-gewuerzhandel.de
www.herbathek.com

Bezugsquellen für Vitalpilze

www.mykovital.de
www.natuerlichlangleben.de

Bezugsquellen für Aromaöle

www.arteverde.at
www.florentia.ch
www.primaveralife.com

Bezugsquellen Low-Carb-Produkte

www.paleolowcarb.de
www.xucker.de

Stichwortverzeichnis

DANK

Dieses Buch ist nur möglich geworden durch die Geduld, das Engagement und die Unterstützung vieler Menschen, denen wir danken möchten.

Zunächst gilt unser Dank den Experten, die uns bereitwillig bei unseren Recherchen geholfen haben: Frau Dr. Dorothee Bös, Herrn Prof. Dr. Ingo Froböse, Frau Prof. Dr. Ingrid Gerhard, Frau Ulrike Gonder, Herrn Prof. Dr. Dr. Dr. Hanns Hatt, Herrn Prof. Dr. Raphael Mechoulam, Frau Dr. Sabine Paul, Herrn Dr. Jens Pohl, Frau Dr. Adriana Radler-Pohl, Herrn Prof. Dr. Burkhard Schütz, Herrn Dr. Firoz Sojitrawalla, Herrn Prof. Dr. Jörg Spitz, Frau Magistra Julia Tulipan, Herr Dr. William J. Walsh, Herrn Dr. Alexander Wunsch sowie Frau Eliane Zimmermann. Ohne den Austausch mit ihnen wäre dieses Buch nicht zustande gekommen.

Ein herzlicher Dank geht auch an unsere Patienten und Seminarteilnehmer, die uns in vielfältiger Weise immer wieder inspiriert und motiviert haben.

Nicht zuletzt danken wir Andrea Hoffmann für unzählige Stunden des Korrekturlesens.

ÜBER DIE AUTOREN

Die Diplom-Volkswirtin Kyra Kauffmann arbeitete mehrere Jahre in verschiedenen Führungspositionen im Bankwesen. Mit Anfang 30 erkrankte sie schwer und kam auf diesem Wege in Kontakt mit Naturheilkunde. Seit 2005 ist Kyra Kauffmann als Heilpraktikerin in eigener Praxis tätig. Sie ist eine gefragte Dozentin auf nationalen und internationalen Kongressen, Medizinjournalistin und Co-Autorin mehrerer Bestseller.

Sascha Kauffmann ist niedergelassener Heilpraktiker und Medizinjournalist in Düsseldorf. Sein Praxisschwerpunkt sind manuelle Therapien, insbesondere die Atlas-Therapie. Gemeinsam mit Kyra Kauffmann hat er bereits mehrere medizinische Fachartikel und Bücher veröffentlicht.

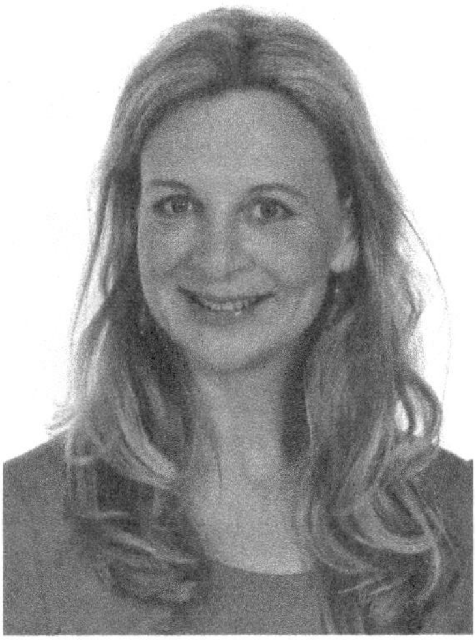

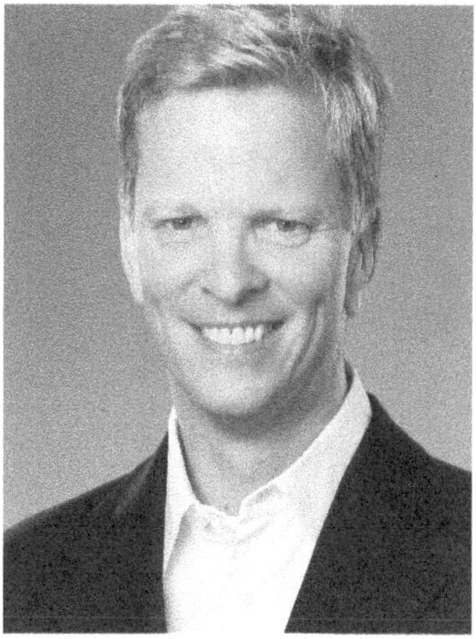